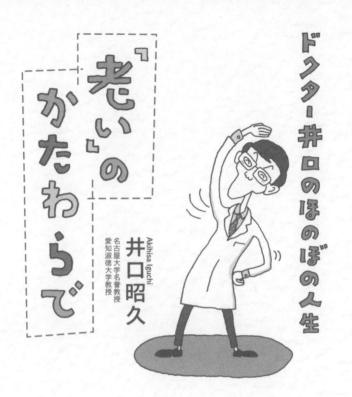

「老い」のかたわらで

ドクター井口のほのぼの人生

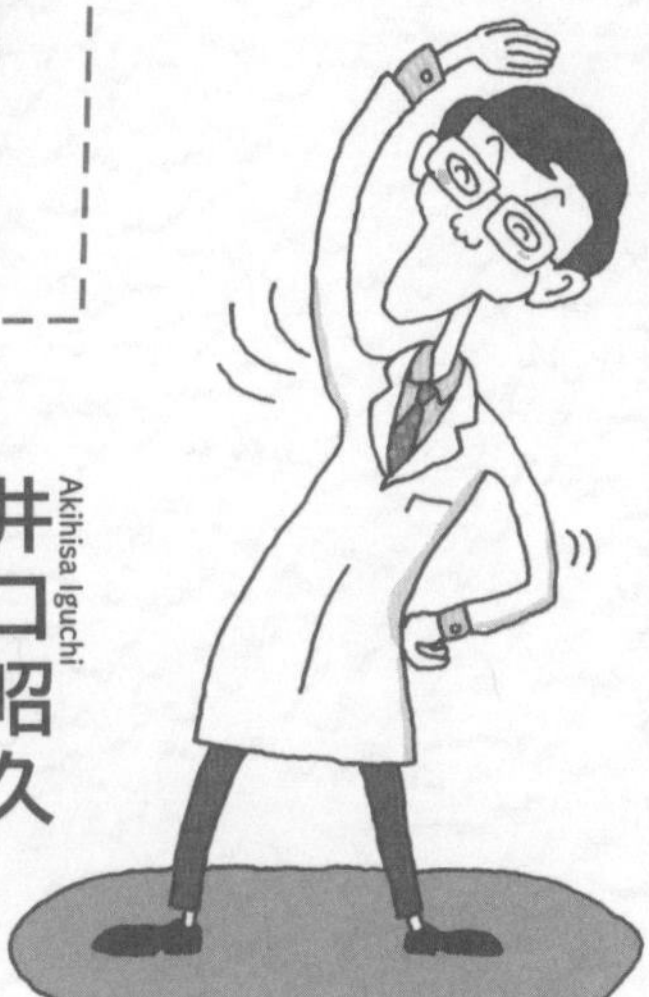

井口昭久
Akihisa Iguchi
名古屋大学名誉教授
愛知淑徳大学教授

風媒社

〈老い〉のかたわらで——ドクター井口のほのぼの人生 ◉ 目次

I　歴史は回る———9

三人の講習会　10
コトコト電車　13
仲間外れ　17
すみませんでした　21
十五年前の講演　25
二つの椅子　29
美しい看護師　33
万歩計と洗たく機　38
カロリー制限　42
のんびり過ごす　47
家族への手紙　51
留学の勧め　56

II 故郷 61
十七歳の映画 62
タニシ 65
ふるさとの仲間 69
魚とり 73
下駄スケート 76
赤トンボ 79

III 夕暮れ 83
マネキンの家 84
最後の晩餐 88
大三元 91
冬の陽だまり 94

Ⅳ インストール――― 97

エレベーター 98
脱出 102
クリーニング 105
機械が心配 109
近頃の学生 113
御嶽山 118
それはよく存じております 122
事故 126
手順前後――超高速・新幹線とんぼ返り 130
排尿後尿滴下 135
白い巨塔 139
本当に？ 144
学生と老人 147

インストール　150

V　診療の日々 ―― 155

お腹の赤ちゃん　156
再会　161
診療日記 ―― おちかえる　167
痩せ　172
年をとっても元気な人　176
ストレスと糖尿病　181
年をとるとなぜ年齢が不明となるのか？　184
2分の1拍子　188
あとがきにかえて　193

Ⅰ　歴史は回る

三人の講習会

運転免許のための高齢者講習会の会場へ着くと、手前の席に女性がいるだけであった。そこへ黒いハンチングを被り、赤いベストを着た紳士が入ってきた。一時半に始まる講習会であったが、まだ十二時半であった。

三人は思い思いに手持ち無沙汰であった。クーラーは効いていたが、窓から差し込む日差しは強かった。講師が「お〜いお茶」を持って現れた。受講者は私を含めて男性二人と女性一人の三人だけであった。

「井口さん」と、講師は私に顔を向けた。「一番若いじゃないですか！」。彼は私と同じくらいの若さに見えたが、それを察したのか。「私は六十四歳です」と言った。

六十四歳の彼は、女性に視線を移して「次に若いですね」と言った。「私、七十二です。ここで運転免許証を取ったんです。その頃、ここは田んぼの中だった。みんなにオバサンと言われてね。二十八歳だったんですよ」

私は大学一年の春休みに信州の田舎の教習所で取得した。幼友達の正雄クンが教官であった。国語が苦手であった正雄クンは、テキストに書かれていた「著しい」を「うるわしい」と何回も生徒の前で発音した。私は恥ずかしくて、一人で困っていた。

実技では裸足で運転させられたように覚えている。

「佐竹さんは一番年上で、七十四歳だ」。赤いベストのおじさんは一番年上だった。ゲーム機で模擬の運転をやった。「ダメダメ、足と手を一緒に動かしちゃ」と佐竹さんは講師に注意された。

私は靴を脱いでゆっくりとやった。判定は「応答は鈍いが正確である」ということだった。

視力検査では、私の視力が一・五で、動態視力は十代の若さに相当すると言われた。「すごいね、何食べてるの?」と女性に聞かれた。「普通の物食べてる」と私は答えた。

女性は教官に言われた。「白内障だね、医者へ行ってる?」「はい、行ってます。手術しろと言われてるけど、私どうでもいいんです」「どうして?」「私、車運転していないから」。すかさず佐竹さんが慰めるように言った。「いいよ、あなたは綺麗だから」

「佐竹さんも白内障だね」「糖尿病です。私も医者へ行ってます」「あら本当? 私も糖尿病。ヘモグロビンエーワンはいくつ?」。教官が病気の解説を始めた。「糖尿病は目が悪くなるんでね。ひどい人は足を切断しなきゃならない」「知ってる知ってる、そういう人。医者にいつも足に気をつけろって言われてるの」

「ところで井口さんは糖尿病ではないの?」。私は糖尿病の専門医ではあるが、糖尿病ではない。「井口さんだけが糖尿病ではないんだ。道理で目がいいと思った」と教官は言った。二人は納得してうなずいた。

最後に実際に運転をした。裸足の私の足元を見て「なぜ裸足になるんだ?」と教官は訝しがった。うるわしい夏の日の午後だった。(2013年)

コトコト電車

多くの国民が死ぬ時代を多死時代というらしい。長寿社会とは多くの人が死ぬ社会でもある。誰がつけた言葉か知らないがいい響きではない。しかし身近に葬式が多いのは確かである。

葬式で久しぶりに出会った友人が、この頃喪服のクリーニングが間に合わないと言っていた。

死はいつでも突然訪れる。医者が余命は一週間と予測した患者が二年生存したりもするが、三カ月の命であると宣言した人が二日後に死亡することもある。人は不意に吹く風のように死ぬ。だから葬式は予定に入っていない。

信州の田舎で八十代の叔母が亡くなった。

喪服を車に乗せて伊那谷を上って行った。三月の初旬であった。車の窓から入る陽は暖かくて、日陰になると寒かった。叔母が孫を育てていた昔、谷には、絵本にあるような『コトコト電車』（とよたかずひこ著、アリス館）が走っていた。コト、コト、コトンと鉄橋を渡り、踏切を通っていた。

葬式では遺族を代表して叔母の孫娘が弔辞を読んだ。関東地方の大学の四年生であった。

「ひな祭りには、ぼんぼりに灯をつけてお雛様を飾ったね。ずっとそんな日が続くと思っていたのに。おばーちゃんが死んじゃうなんて悲しいわ」

「雨の日に柏餅を作ってくれたね。雨の日しか暇がなかったんだよね。いつも野良仕事をしていたわ」

叔母は山奥の田舎からさらに山の奥へ嫁いだ。山の自然に溶け込んで生活をしていた。

「おじいちゃんが一人になっちゃうわ。かわいそう」と言うと、孫の目から涙があふれた。

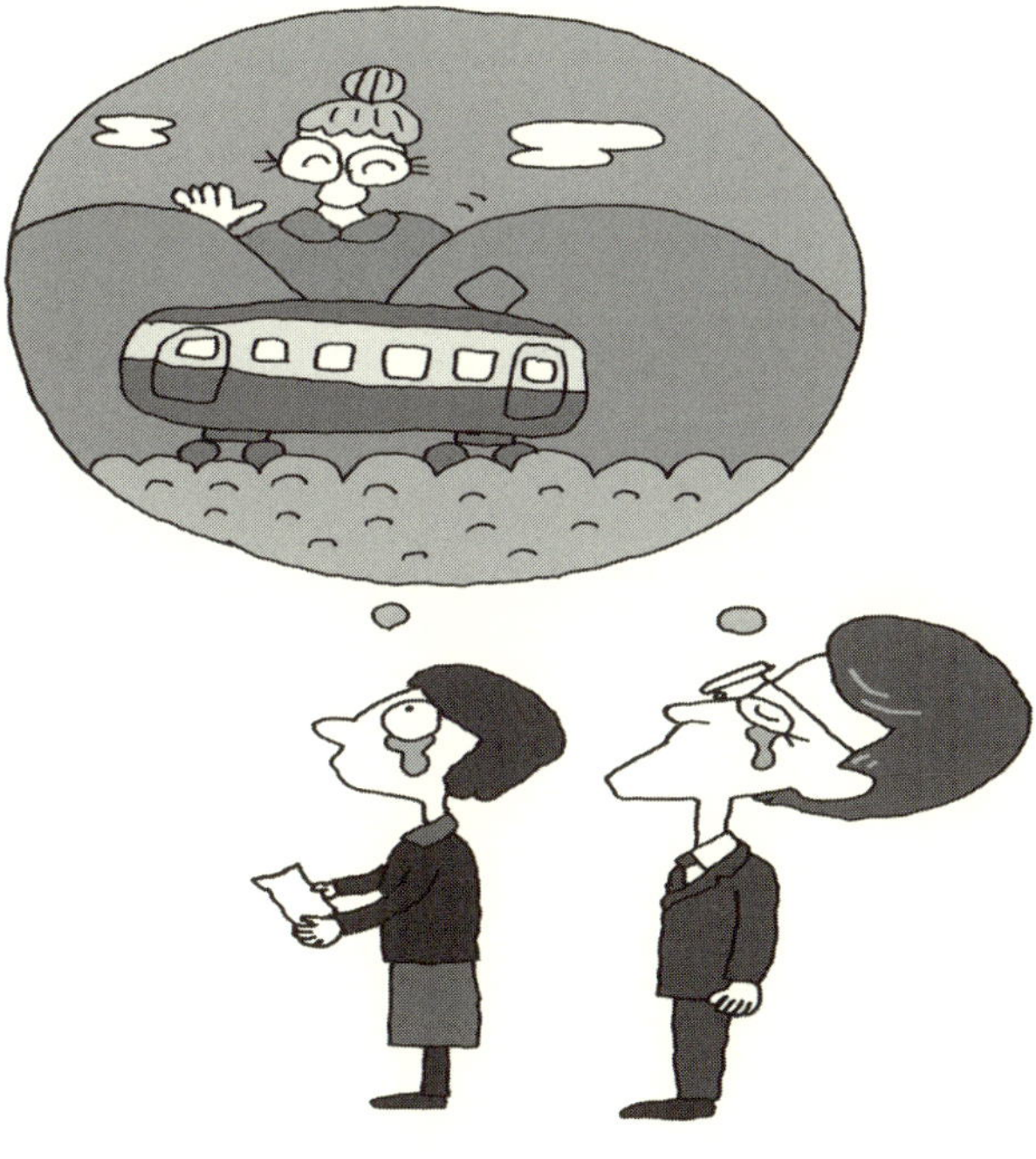

この頃の老人の葬式では参列者が涙を流す光景は少なくなった。多くの場合、家族の長年の介護の果てに亡くなるので、悲しみよりも安堵感が漂う。

涙を流して弔辞を読む孫の姿は新鮮であった。

「おばあちゃんは、蛇だって、ヤモリだって、みんな好きだったんだよね。雪や、雷や、天の川や、ススキが好きだったよね」

田舎の子供は高校を卒業すると、都会の大学へ進学する。

「私が家に帰ると嬉しそうだった。家を離れるとき悲しそうだった。嬉しそうな顔って、心配そうな顔って、そんな本当な顔っておばーちゃんだけだった」

「私は田舎の小学校の先生になるの。おばーちゃんがタンポポを摘み、キノコを採って、私を育ててくれた。私もそうやって子供たちと遊ぶの」

「お葬式で涙を出さないように準備してきたの。道草をして。クローバで冠を作っておばーちゃんの頭に巻いてあげたかったのに。咲いていなかった」

「私は葬式でおばーちゃんにあったら、またコトコト電車に乗って出かけるの。さよならおばーちゃん」（２０１３年）

仲間外れ

会議の日程調整をするためのメールが届いた。東京でおこなわれる予定で、期間は四週間であった。五名の委員がそれぞれに日程表に○か×を書き込むように各人の名前が左端に書かれていた。一週間から三週間まで予定を埋めていった。外来診療や講義もあるので×ばかりになった。三月になれば大学が春休みになり講義がなくなるので、空いている日があるだろうと思って四週目をみると、私の名前だけがその表から抜けていた。

「四週目からは私は出席しなくていいということか？」と思った。仲間外れになったような気分になった。思い直して、自分の名前を書き入れて送信した。

「その頃、まだ私は生きている予定です」と付け加えた。すぐにお詫びのメールが届いた。事務局の単純なミスであった。

今回は笑って済ませたが同じことが二年前であったら、私は落ち込んでいたかもしれない。

私は二年前に食道がんに罹り半年ほど社会的な活動を中止していた。しかし幸いなことに治って復帰。現在に至っている。今ではがん患者であることを忘れて生活をしている。

がんが発見された時は、手術不可能と診断された。放射線と化学療法を試みて、「もしも腫瘍が縮小したら手術をしましょう」ということになった。自分でも画像で確かめたが、治る見込みは少ないと思った。

復帰してわかったことだが、私が食道がんになったことを多くの人が知っていた。私は自分の病気が新聞やテレビで報道されるほど有名人ではない。またメールで配信されたわけでもなかったので、私の病気は世間には噂として伝わっていったらしい。人の生死にかかわる噂は密かに人から人へ伝わっていく。

池に投げ入れた小石がさざ波をつくるように噂は広がってゆく。最初は病院内に広がり、ついで中部地方へと同心円を描きながら進んでいったに違いない。東京へ辿り着くには数週間かかったかもしれない。九州や北海道に伝搬したのは数カ月後だったようだ。

私の病状は予想に反して三カ月で快方に向かい、半年で完全緩解となった。

私が食道がんになったという噂が九州の人の耳に入った頃は、私の食道がんは治り始めていた時期であった。

小石は絶えず投げ続けられればいいのだが、次の便が届かないと、噂は固定して勝手に変質する。

「食道がんになった」というだけの情報が伝わり「治った」という伝聞が届かないと、「死んだんじゃないか」という憶測が広がって「死んだ」ことになってしまったところも出てきた。

同じ時期に数人の有名人が食道がんで死んでいた。

九州で開催される例年の会合の通知が、私の元へ来なかった。私は死んだことになっているかもしれないと思い、念のために事務局へ連絡をしてみた。電話を受けた担当者の「ハッ」と驚いた様子が電話の向こうから伝わってきた。やはり私は九州では死んだことになっていたようだった。

私の名前は同心円状に全国のリストから外されていったに違いない。

今でも外されてそのままになっているリストがあるかもしれない。

私が国立大学を定年になる時も「リストから外される」という経験をした。

定年とは、「仲間外れが合法的におこなわれる制度」である。

死は自ら招く事態ではあるが、社会からの仲間外れであることに変わりはない。

そして生き残っていなければ仲間外れになったこともわからない。

新年になってからの最初の外来診療で七十二歳になる患者の言葉が心にしみた。

「先生はひつじ年だよね。仲間だね」（２０１４年）

すみませんでした

ガソリンが心細くなったので一方通行の道路をガソリンスタンドを探してゆっくり走っていたところ、車の左側に「どん」と衝撃が走った。

バックミラーを見ると後方に車が止まっていた。私の車とその車が衝突したらしかった。私は停車中の車にぶつかってしまったと思った。車を止めて後へ歩いて行くと、四十歳ぐらいの女性が携帯電話を耳にしていた。焦った様子であったが、まだ電話の相手は出ていないらしく目は宙を泳いでいた。私は「すみませんでした」と謝った。

彼女は硬い表情で私をにらんだ。

電話がつながったようで、「事故を起こしちゃったの」と言った。私はその言葉を聞いて相手の車も動いていたのだとわかった。夫と思われる電話の相手としばらく話をしていたが電話を切ると私に向かって「警察へ行きましょう」と言った。

私はその場の示談で済ませたかったので「責任は全部負いますので」と言ったが、「すぐそこですので」と、私をどうしても警察署へ連れて行きたいようだった。なぜか申し合わせたように数百メートル先に警察署が見えていた。彼女は私の返答を待たずに警察へ電話をした。私は被告のような気分になった。

二台の車は警察署の駐車場へ着いた。私はお巡りさんを見るなり「すみませんでした」と言った。事故の箇所の写真を撮った。私の車の左の後ろのドアがへこんでいた。彼女の車の左前方のフロントに傷がついており、バックミラーが壊れていた。それをみて私は「ごめんなさい」と言った。

私たちはお巡りさんと警察署内の狭い机の前で向き合った。若いお巡りさんは「それでどうしたんですか?」と私に訊いた。私は「走っていたらぶつかったんです」と言った。女性は「道路に出たらぶつかったんです」と言った。

横道から出てきた車が私の車にぶつかったというのが真相であった。私が前方の車

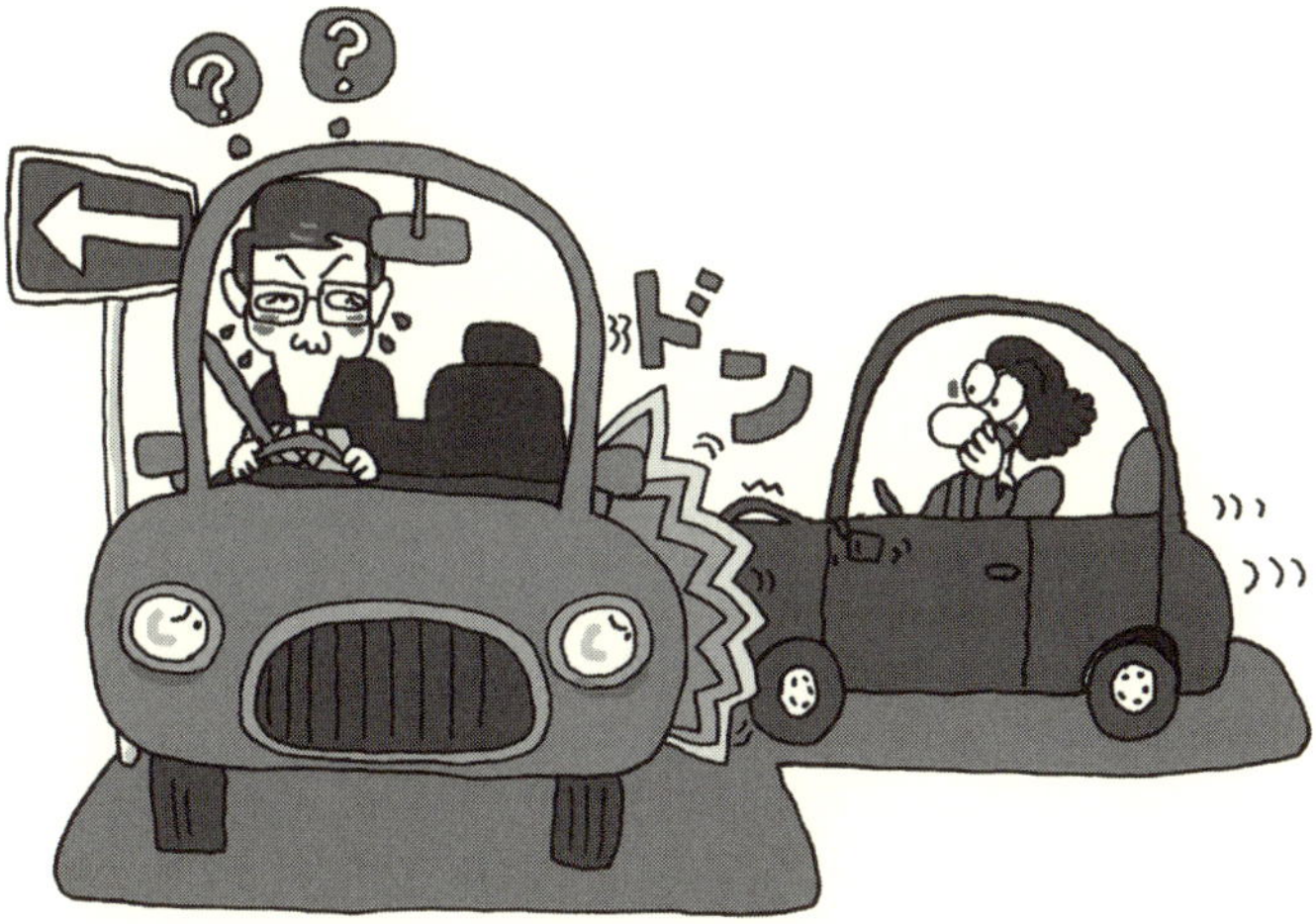
ドン

を追い越したわけではなく私の車の走る速度が遅すぎたのだ。

私はその時に私に落ち度はなかったことに気がついたが、気がついた途端になぜか「すみませんでした」と言ってしまった。女性は自分の過ちは口に出さなかった。

私はすぐに謝るという悲しいサガが身についてしまっていた。

国立大学の病院長をやっていた頃に医療事故が多発した。どのような事情があろうとも、病院内での事故の可能性があるときはすぐに謝った。

簡単な調書を取り終えて私は車に乗って警察署から出ようとしていた。そこへ女性が走って追いかけてきた。そして「すみませんでした」と小さな声で言った。（2014年）

十五年前の講演

天気予報で雪が降ると報じていたので前日にタクシーの会社へ予約の電話を入れようと思った。「明日は大雪の可能性があるので、予約を受けておくことはできません」とにべもない返事であった。二月の金曜日であった。

当日になると予想通りの大雪であった。午後二時から開始される予定の研究会で、私は三時からの座長をやることになっていた。

タクシーに乗らなければ会場に行けそうになかった。

当日の午前十時にタクシー会社に電話をした。しかし「ツーツー」という音が出るばかりで、話ができない。その後三十分おきに電話をしても話し中に変わりはなかった。正午が近づくと十分おきにかけた。一時に近づくと数分おきにかけた。結局、研究会の主催者に電話をかけて欠席することにした。

主催者に断りの電話をしたあとで念のためにもう一度電話をかけると、初めてつながった。タクシーで着くと、会場は聴衆で満員であった。

気持ちが高揚した私は座長の役割を超えて五分程度の演説をした。

大略「高齢者への学問はそれなりに進歩してきた。しかし各々に閉ざされた学問領域は〝老い〟というテーマに向かって融合したことはない。老いた病人を家族が抱えて右往左往するのが現在の日本の状態である」という内容であった。

看護師や、ソーシャルワーカーの集まりであった。

会が終わると、会場で話しかけてきた女性がいた。「先生、私は先生の十五年前の講演を覚えています」。細面の美人であった。

十五年前、老人クラブの会長の要請で東三河地方へ講演に行った。

一度目の講演が好評であった。会場は社会福祉協議会であった。涼しげな十代の美少女がいた。私は講演の前に「君は老人が好き?」と聞いた。彼女は「嫌い」と言った。そして「だって死んじゃうんだもん」と言って涙を流した。

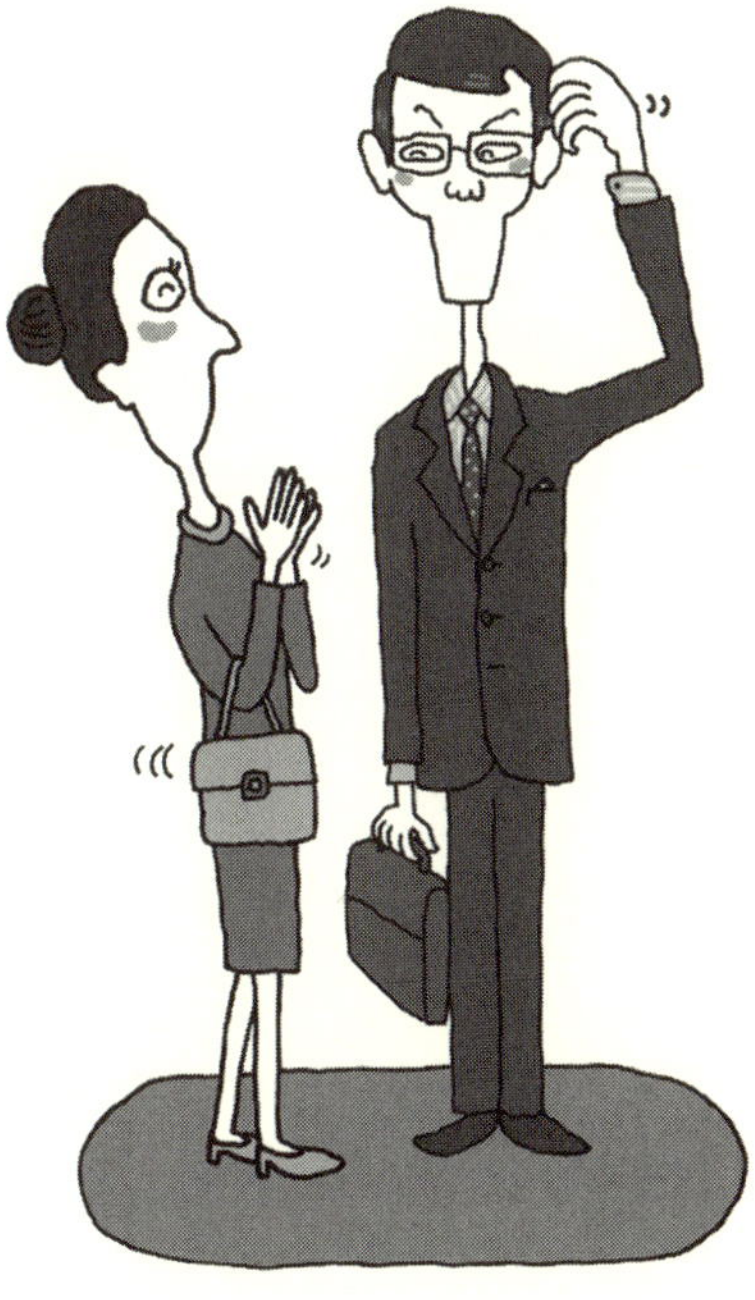

会長は「老人は忘れやすいから何回でも同じ内容で結構です」というので、私は同じ内容の講演を毎年やった。三年後に会長が亡くなるまで続いた。

その時の少女のことは鮮明に覚えていた。十五年経っても面影はあった。

彼女は言った。「また先生の講演をお願いします」。そして「私はあの時からずっと先生のファンです」。

私は嬉しくなって講演会を引き受けることにした。

帰りのエレベーターで後輩に自慢した。「十五年前に私の講演を聴いた女性が、今でも私のファンなんだって」

三十年来の付き合いがある後輩が私に言った。「先生は十五年前にどのような話をされたんですか？」

私は考えながら答えた。「今日と同じ話をしたんじゃない」（２０１４年）

二つの椅子

寒い日だった。椅子と椅子の間に滑り落ちて目が覚めた。しばらくの間自分の置かれている状況がわからなかった。右のお尻が痛かった。外では粉雪が舞っていたが、室内は暖かかった。

受験のシーズンである。受験生が全国から集まって来ていた。

私は医者として朝から診察室で待機していて、インフルエンザにかかった受験生や、弱った学生を助ける役割であった。

一日中来室者がないのが毎年の例である。

今年は私が弱った。右のお尻に、「できもの」ができて化膿していた。座ると強烈に痛かった。

受験生は四つのタイプに分類される。都会と田舎の、秀才と鈍才である。受験に有利なのは幼い頃から受験情報に接している都会の秀才である。不利なのが田舎の秀才である。田舎の鈍才は勉強しないので自業自得である。私の母校である田舎の高校から難関大学への進学は難しくなっているようだ。

私は試験場である大学へ着くと看護師にお尻の窮状を訴えた。しかし、「便座はないわ」と冷たかった。

左のお尻だけを椅子に乗せて右を宙に浮かせて座ったが、長くは続かなかった。立って新聞を読んだ。こういう場合弱った受験生が現れると気が紛れるのだが、その日は現れなかった。

一昨年は現れた。「腰が痛くて座っていられない。立って受験をしたいのですが、許可をしてください」というものだった。今年なら即座に「OK」というところだったが、その学生に「どうして腰が痛いの?」と聞くと、「親が医者だもんで」と言った。親が医者だと腰痛になるのか?と思ったが、「医者の親がすでに腰痛という診断を下しているので、お前はつべこべ言うな」という態度であった。私は少しの間をお

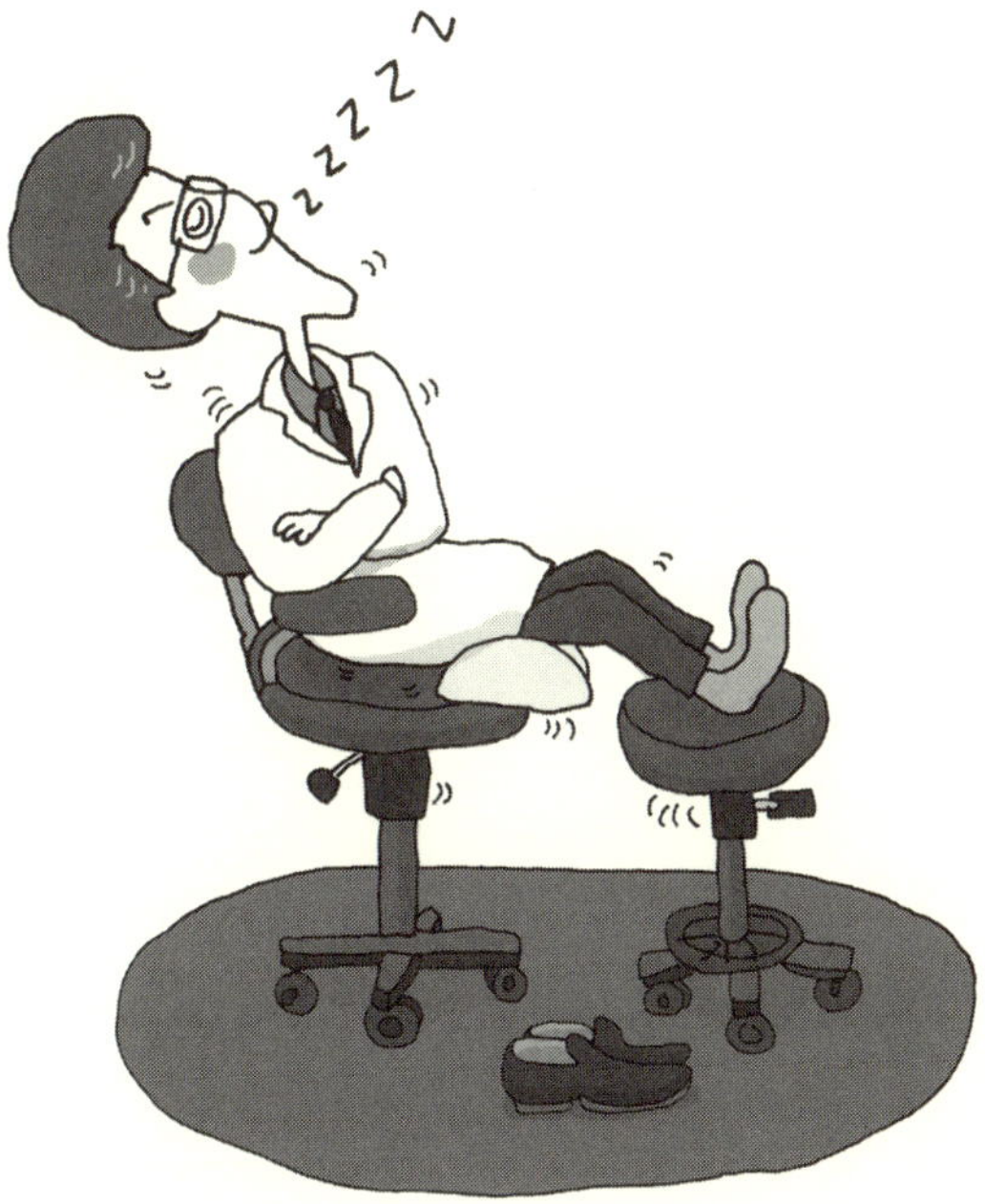

いて「OK」と言った。都会の鈍才のように見えた。

私は椅子に座りながらお尻の痛みを緩和する方法を思いついた。ベッドにあった患者用の枕を両側の大腿部の下に置き、両側のお尻を浮き加減にして、両足を曲げて足先を患者用の椅子に乗せた。そうすると痛みは和らいだ。

入学試験で試されるのは記憶の一部である。詩人ボルヘスが書いた「記憶の人、フネス」という小説は「忘れられない悲劇」を描いている。主人公のフネスはあらゆるものを見て、聞いて、感じてそして何も忘れない。彼の絶対的記憶力は恵みというよりもむしろ呪いになってしまう。ひと時の安らぎも与えない。眠りに就くこともままならない。記憶の数を減らすために昼間から目をつむってベッドの上で過ごすことになってしまった、というお話である。

私は、椅子の上で眠ってしまったようだった。私のお尻は少しずつ滑っていた。二つの椅子の間に落ちて目が覚めた。（2014年）

美しい看護師

私は長年にわたる飲酒者であり、十数年前までは三十年もの間、毎日三十本程度の煙草を吸っていた。祖母は食道がんで死んだと聞いていた。母親は胃がんで死んだ。がんの危険因子を複数持つ私は、食道がんを警戒して強いアルコールは避けていた。ウイスキーも日本酒も飲まなかった。しかしビールは、缶ビールを毎日数本飲むのが習慣であった。それがいけなかったようだ。

数年前からのどに異物があるような感じがあり、不安であったが、ビールに紛らわせて検査をせずにいた。人は誰でも本当のことは知りたくないものだ。

昨年の五月、私のゼミに所属する綺麗な女学生七人と昼食をとっていた。蔦に覆われた洋館であった。彼女たちの黒髪が春の風に揺れていた。

私は食べ物を飲み込むのに四苦八苦していた。水分は通過するのだが大きめの肉はのどにつかえて飲み込めなかった。

彼女たちが私に起こっていた事態を心配しているのか、心配していないのかわからなかったが、とにかく女学生たちと別れて大学病院へ入院した。

入院して、食道がんとわかると、何も食べられなくなった。

人は心配していたことが的中すると、精神的にも食べ物がのどを通らなくなるものだ。

私の病勢は深刻であった。手術は不可能で、取りあえず放射線療法と化学療法を試みて、腫瘍を小さくしてから手術をすることになった。

生き残る可能性は少なかった。死ぬ覚悟をした。平静なつもりであったが、笑顔ではなかった。

「もうこの年まで生きたので思い残すことはない」と思おうとした。我ながらあっさりしたものだ。医師を職業としてきた成果であると思った。しかし私は卑屈になっていた。人と接触することが億劫になり、主治医に面会謝絶にしてもらった。

見舞い客に会うと、今までの病歴を説明し、説明するたびに「あの時検査を受けておけばよかった」と後悔するだろうと思ったからだった。病室のドアに張ってあった「面会謝絶」の札を無視して訪れるのは医者が多かった。彼らは私の病勢を知っていた。「なんでも好きなものを食べて」とか「もうやりたいことをやりなさい」などと慰められると、落ち込んだ。

病院の一日は忙しい。

朝六時に看護師が病室へ顔を出す。七時に検温で、その頃になるとお茶が配られてくる。八時には朝食、十時には看護師の回診、十一時にお茶、十二時になると昼食。十七時までにシャワーを浴び、十七時にお茶が来て十八時に夕食である。

そして採血に点滴がある。点滴する時には「名前を言ってください」と、そのたびに看護師が言った。患者を取り違えないための方法である。取り違え事件があってからそうなった。頻回に自分のフルネームを繰り返すのでたまには冗談を言ってみようと思った。「ミヤザキ　ハヤオです」。宮崎駿がテレビで話題になっていた頃であった。看護師が喜ぶかと思ったのだが、「そういう患者さん多いんですよね」と冷たかった。

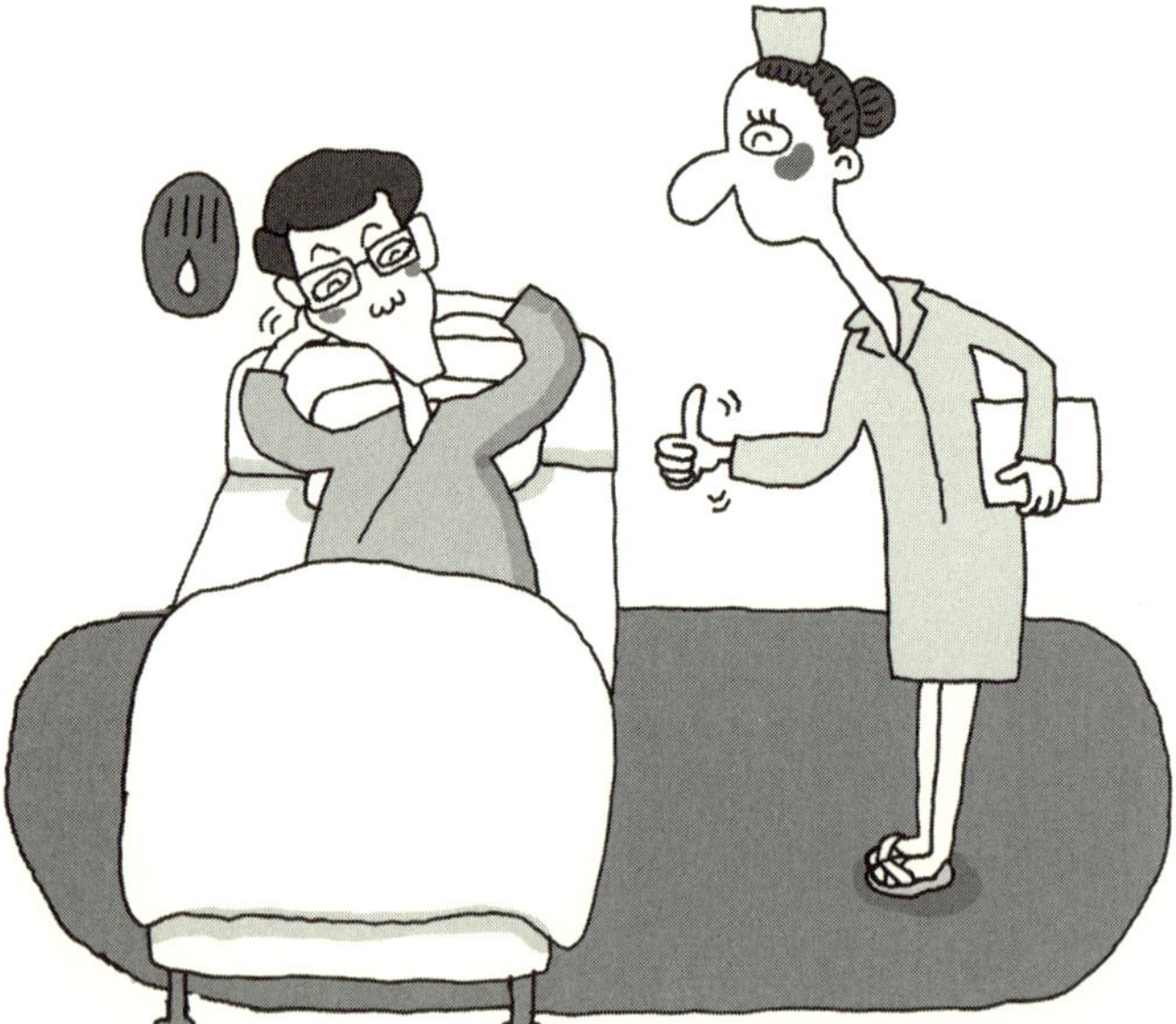

有名人の名前を声に出す患者は私だけではなかったようだった。人は同じ状況では同じことを考えるようだ。

八月、放射線量療法が終わり、抗がん剤治療も三クール過ぎた。胃カメラをやって、CTを撮った。病理組織からもがんは検出されなくなっていた。幸いなことに完全緩解となり、手術をする必要がなくなった。私の体内からがんは消えた。

退院前の朝六時、看護師が「おはようございます」と言って病室へ入って来た。「今日のご気分はいかがですか?」と聞かれたので、私は「今日は君が綺麗に見えるので気分がいい」と言った。

看護師はにこにこして答えた。「私は前から綺麗です」(2014年)

万歩計と洗たく機

私はこの頃万歩計をつけている。つけるのを忘れて出かけると、歩くのが無駄のような気分になる。

今日は「だいたい三〇〇〇歩かな?」と思って家に帰ってみると、だいたい合っている。

昔から老化に関して諸説あるが、その中に「消耗説」がある。人の体は機械や車のように使えば使うほどに寿命が短くなるという説である。老化とはそういうものだというのである。わかりやすい説であるが、この説によると体を動かせば動かすほどに寿命は短くなってしまうはずである。歩けば歩くほど寿命が短くなるということなのだ。しかしマラソンなどのスポーツ選手の寿命が短いとは聞いたことがない。

この説が発表された時代は産業革命の頃であり、労働者の寿命が短いことがその根拠であったらしい。実際は労働者の賃金が安く、悲惨な生活環境だったから短命であった、というのが真相であった。

昔から金持ちは長生きで、貧乏人は短命であった。

今ではこの消耗説を信じる人はいない。歩けば歩くほどに長生きであると信じられている。「長生きしたかったら体を動かしなさい」ということになっている。

私は朝から診察室に坐っている。ある糖尿病の患者に「一日、七〇〇〇歩以上歩きなさい」と言ったら、「私はここまで来るのに七〇〇〇歩いています」と返された。自分の万歩計を見ると七〇〇歩であった。患者は勝ち誇った顔になった。

東京へ行ってくると意外に歩数が延びている。新幹線を降りてから地下鉄の駅までの距離が長い。それに東京では公共交通が発達しているので、タクシーを使わないからである。

東京から帰って、今日は「三〇〇〇歩くらいかな?」と予想して万歩計を覗く。「五〇〇〇歩」と出ると、儲けた気分になる。

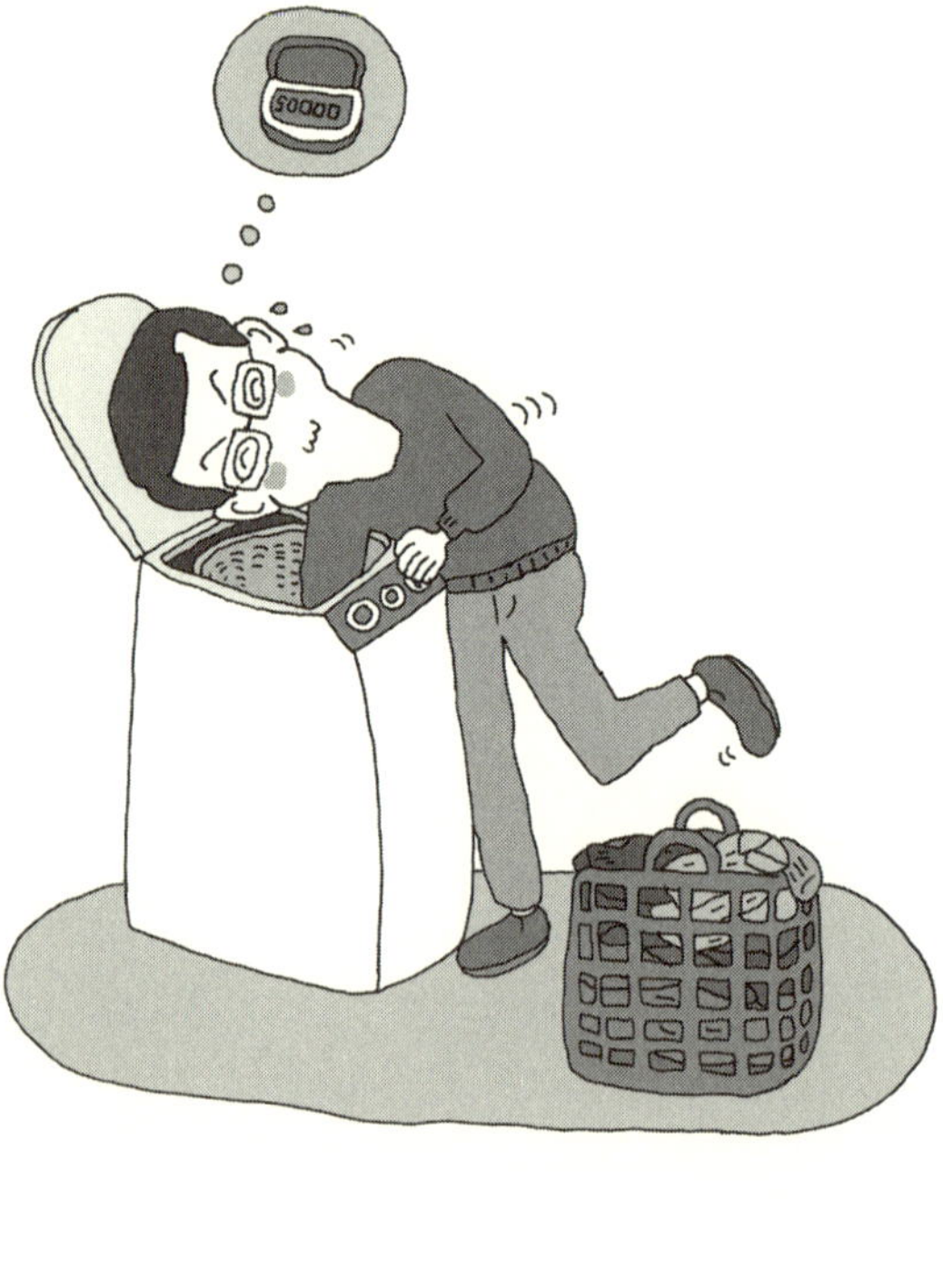

この頃では田舎の人ほど歩かない。唯一の公共交通手段であったバスがなくなってしまい、車ばかり使っているからだそうだ。

意外と歩数が延びるのは休日である。家の掃除、洗濯、布団干しなどをやると三〇〇〇歩を超える。

日本人の男の寿命は八十歳であり、女の寿命は八十六歳である。女の寿命が男の寿命より長いのは、日本だけではなく世界中どこの国でも同じだと思っていた。しかし、そうでもない国もあるらしい。最近、アフリカのある国では男の方が寿命が長いことを知った。男が家事をやっているのかもしれない。

土曜日、日曜日とポケットに万歩計を入れていた。月曜日の朝、万歩計が見当たらなかった。帰ってきて洗濯物を干そうとした時に洗濯機の中に見つけた。ズボンのポケットに入れたまま洗濯してしまったらしかった。

万歩計は洗たく機の中で揺すられて歩数を稼いでくれていたに違いなかった。期待して、取り出して、歩数を見たら万歩計は壊れていた。（２０１２年）

カロリー制限

人の寿命は遺伝と環境と生活習慣によって決まる。

「長生きしたければ長生きの親から生まれてこい」と言われるように、遺伝の要素は大きい。

放射能や大気汚染のような環境の変化は個人の努力を超えている。

人にとって努力可能な因子は生活習慣である。

カロリーを制限すると、寿命を延ばすことが報告されている。再現性があり、寿命延長のための確立された手段である。

ただしげっ歯類などの比較的小さくて寿命が三〜四年の動物で得られた事実である。

二〇〇七年、ウィスコンシン大学のグループは七歳から十四歳のインド産のサルに三〇パーセントのカロリー制限を続けた結果、生存率が改善したと報告した。「カロリー制限の寿命延長効果」は生存年数の長い霊長類にも当てはまるということで、重要な実験結果であった。

人間でもカロリーを制限すれば寿命を延ばす可能性がでてきた。

私は若い頃から現在まで、身長は一七八センチ、体重は五六キロである。

幼いころの夏の日、母のつくったうどんを食べるのは嫌いであった。終戦後の田舎ではコメは貴重な現金収入であり、うどんやすいとんなどの代用食を食べた。食べたくないものを食べさせられることが私には耐えがたい苦痛になったのは、その頃の体験がもとになっているのではないかと思う。

私の食に関するキーワードは食欲不振である。

私はフランス料理が嫌いである。日本料理も嫌いである。次々と出てくる食物を強制的に食べさせられることは恐怖である。好きなものを好きな量だけ食べる円卓式の中国料理や、バイキングが好きである。

私は私の肉体が欲する最低のカロリーだけしか食べることができない。そして食事

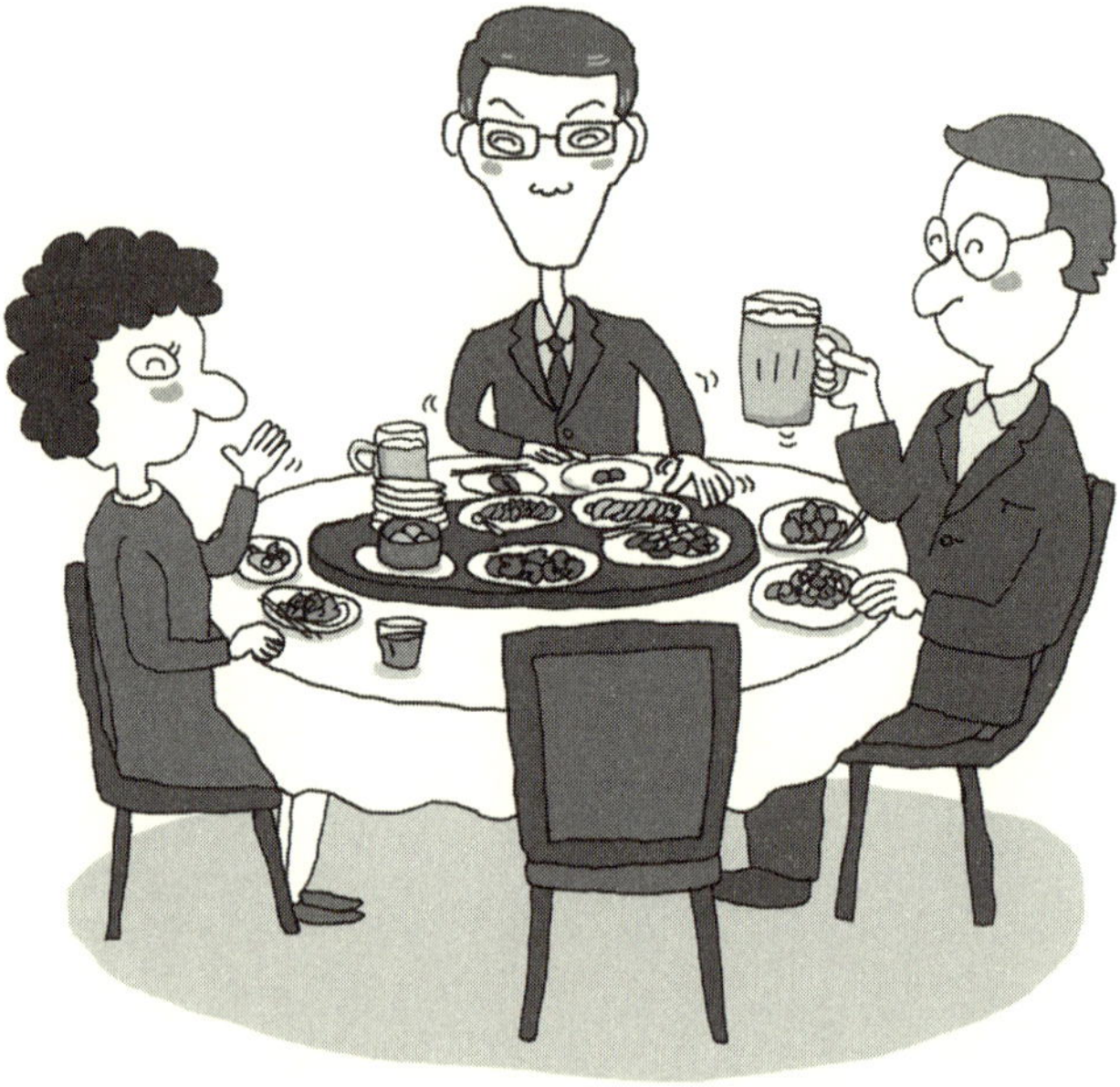

を残すことに罪悪感はない。

私がこれ以上カロリーを制限すれば寿命は短くなるに違いない。

ところで、ウィスコンシン大学のグループのほかにアメリカ老化研究所（NIA）のグループも二十世紀の後半から現在までこの課題に取り組んでいる。

何歳から開始されると効果的であるかを検証するために種々の年齢から食事制限が開始された。オスとメス、若年、成人、老齢のサルが実験の対象となった。

そして衝撃的なデータが二〇一二年のネイチャー誌九月号に報告された。二十年を超える実験の貴重なデータであった。

共著者が十三名、NIAの歴史をつくってきた研究者たちの報告である。

「我々は若いサルでも年老いたサルでも食事制限は寿命延長には関係がなかったことを報告する。現在進行中のウィスコンシン大学霊長類研究センターの報告とは矛盾しているが、我々の研究は病気への罹病率への効果と死亡率への効果は別であることを明らかにした。

げっ歯類では問題にならなかった実験のデザイン、飼育方法、飼料の組成が、霊長類にとっては生存の延長に強く影響することがわかった」

それを読んで私は、「そりゃそうだろう」と思った。（２０１３年）

のんびり過ごす

人は他の動物と比べて老後が際立って長い。肉体的損傷が各所に出現しても生きていられるのは、人間と、人間が飼っている動物だけである。

動物にはそれぞれの最大寿命がある。

大きな動物ほど長生きである。ゾウは七十年、カバは六十年。犬や猫は二十年から十年である。ネズミの最大寿命はたかだか二、三年である。昆虫は数カ月であり、ショウジョウバエは数週間の命である。

小さな生き物は長く生きられない。

人間はカバより小さいが、カバより長生きで最大寿命は百二十歳くらいである。

なぜか？　人は他の動物に比べて並はずれて頭脳が優秀であるからである、と考えられている。

カバより長生きしたかったらカバより多くの教養を持っていなければならない。

超ベストセラー作家であった「頭の体操」シリーズで有名な、心理学者の多湖輝は、「楽老」を送るために必要なのは「きょうようと、きょういくである」と言った。

私が思うに老人は二つのタイプに分類される。

i：やりたいことがある老人
フランスの歴史家であるジョルジュ・ミノワは、『老いの歴史』（筑摩書房）の中で書いている。老いのもつ本質的な特性として、「成人として成功をおさめるためには、従うべき制約がたくさんあるが、老人は年齢を理由にそれらを気にする必要がない。制約から解放された老人は、自らの想像力を開花させることができる。それゆえ、七十歳あるいは八十歳で才能を現す者も歴史の中にはいたのである」。

教養があるヒトにとって老後が長いことは悪いことではない。年を重ねても肉体の損傷がなければなおよい。教養を身につければ最大寿命を超える可能性もある。そして、やがて年寄りばかりの社会になれば差別されることもない。

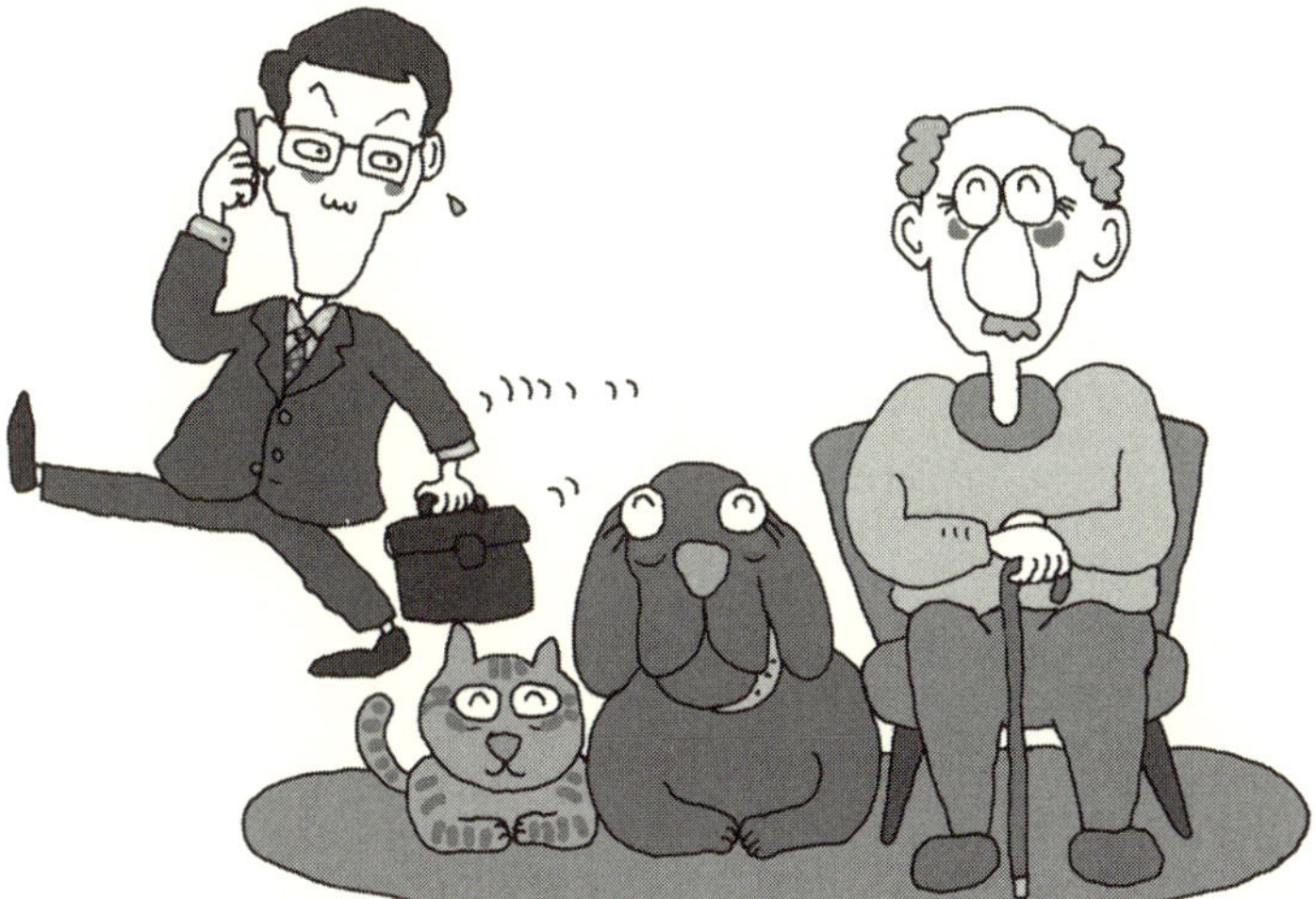

久しぶりに会った秋田県育ちの友人が、「シンシュウへ行ってスシをやってきた」と東北弁で言った。私は「信州へ行って寿司を食ってきた」のか？　と思った。聞き返すと「スイスへ行ってスキーをやってきた」ということであった。

私たちは数年前に国立大学を定年で退職した仲間である。

ii：やりたいことがない老人

多胡輝先生が楽老を送るためにということで言った「きょうようときょういく」は、「教養と教育である」ではなかった。「今日用事があって、今日いく所がある」ということなのだそうだ。

これは今野浩の書いた『工学部ヒラノ教授の事件ファイル』のあとがきに書いてあったこと。

定年退職した別の友人からの年賀状にはこう書いてあった。

「のんびり過ごすのはセカセカ過ごすよりも難しいですね」（2013年）

家族への手紙

「Do you smoke ?」「Yes, I smoke.」「Do you read newspaper?」「Yes, I read a cigarette」などと答えたので私の英会話は初級と判定された。

私がアメリカへ渡ったのは一九七〇年代の後半であった。英文誌に載っていた論文に興味があったので、著者へ直接手紙を送ると、突然ニューヨークの大学へ留学することに決まった。留学は珍しくはなかったが、外国へ旅行した経験すらなかった私には勇気のいることだった。

英会話の個人授業を受けるために大手の英会話学校へ毎日通った。冒頭の会話はクラス分けをするためのテストであった。

個人授業を担当するのは、全国を移動しながら教えているらしいアメリカ人やイギリス人で、毎回同じ人ではなかった。

日本を離れる日が近づくと不安になってきた。渡米が迫った頃、担当の教官は私がニューヨークへ行くことを知ると、「私の両親に会って行け」と言った。

彼には英会話の学校で出会ったのが初めてであって、その日が二回目でありその後の消息は知らない。

活発な感じがする元気な青年であった。その頃のニューヨークは怖い都であったので、現地でアメリカ人の知り合いができることは心強かった。彼の親切に私は感激した。しかし彼の両親はロスアンジェルスに住んでいた。突然家へ電話をして会いに来てくれるものなのだろうか。アメリカ人とはそれほどに親切なのか、半信半疑であったが、ロス経由でニューヨークに行くことにした。その頃の私は、ロスとニューヨークは時差があるほどに離れていることを知らなかった。

成田の空港でニューヨークの学会へ行くという同級生に偶然出会った。彼は頻回に世界中の学会に出席していたので、旅に慣れていた。心細かった私は彼と一緒に行きたかったが、彼はアンカレッジ経由のチケットを持っていた。

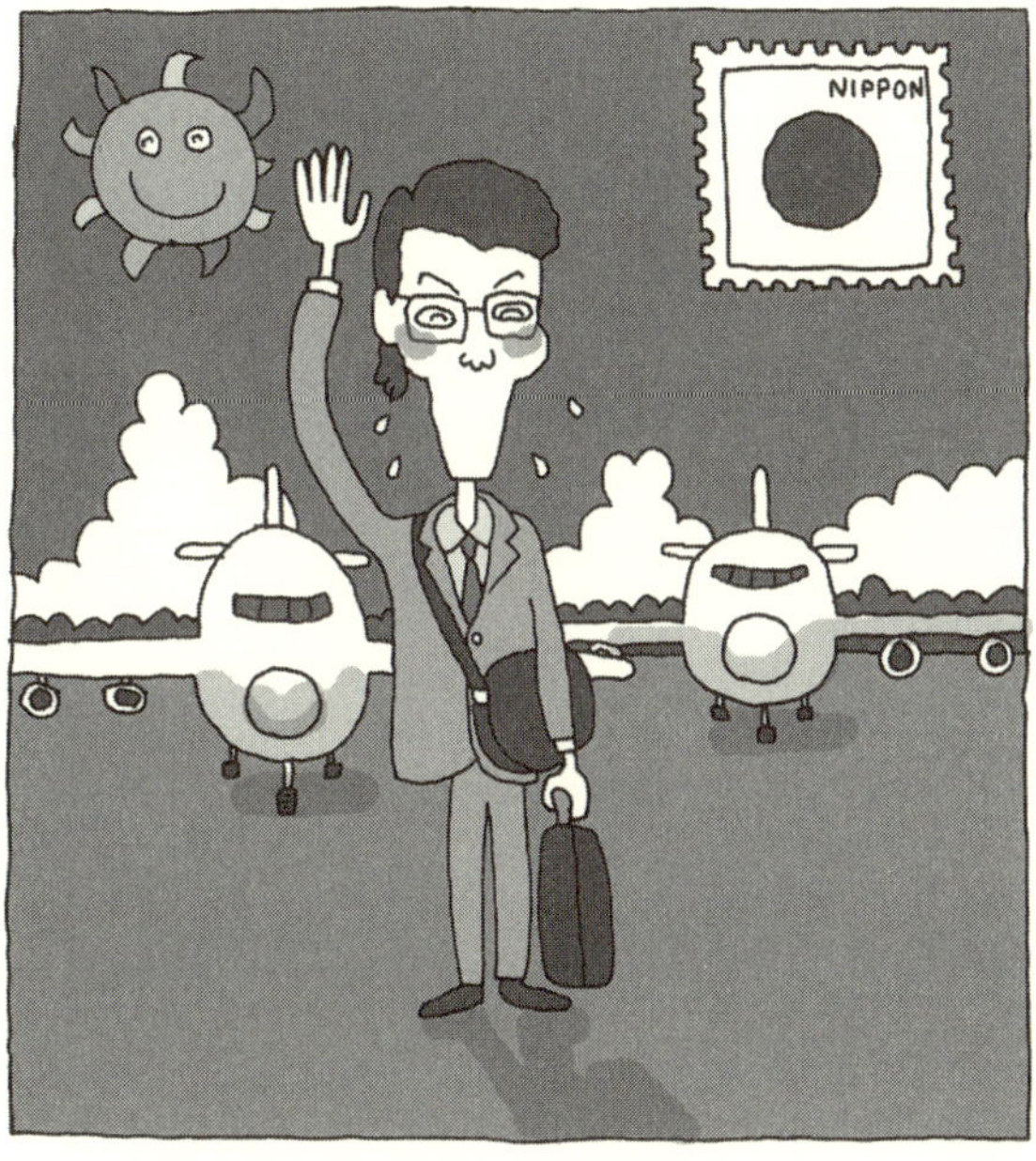
NIPPON

ロスの空港から電話をかけた。太陽の光がそのまま地上に届いたような夏の日だった。

私は「あなたの息子さんに言われて今電話をかけています」と母親らしき相手に伝えた。空港の人混みの中から、ゆらゆらと人のよさそうな中年の夫婦が現れた時は嬉しかった。

父親はスーツにネクタイ姿で勤め先のオフィスから急きょ抜け出してきたようだった。

市内を案内した後で、ディナーをご馳走してくれた。私はアメリカ人のホスピタリティの奥深さを感じた。

彼らの家にも連れて行ってくれた。アメリカにしては小さな家であった。息子の部屋はそのままになっていた。息子は五年以上も家に帰っていないということであった。その当時、電話料金は高く、テレビ電話などはなかった。日本はまだ先進国の中で文明国の仲間には入れてもらえていなかった。書棚の本は高校生の頃の本らしかった。部屋の主の長期の不在を示していた。

息子は老いを迎える両親を残して海を渡り、世界を放浪していた。

両親は目を輝かせて息子の消息を訊いた。私はその親たちを見てわかった。「そうだ、私は息子から両親への手紙であったのだ」。私は便箋の入っていない封筒だった。私を通じて「お父さん、お母さん、この人から聞いたでしょ。僕は元気です」と、両親に伝えたかったのだ。（2013年）

留学の勧め

私が留学していたアメリカの大学の研究室は、私と実験助手のポールの二人だけであった。ボスは昼間はいなかった。ラットの脳定位固定装置台を使うのは、その研究室では初めての手技であった。ラットの脳へ注入する管を切るにはヤスリが必要であった。私は英語でヤスリという単語を知らなかった。絵に描いて説明すると、ポールはノコギリを持ってきた。「Ｎｏ」というと、タワシを持ってきた。

渡米前、私は、私立の大学の研究室にいた。

大学を卒業して四年ほど経っていたが、「人の脳が血糖調節に関係している」ことを証明したかった。

ネズミの脳へ正確に物質を注入できる研究者は名古屋大学にはいなかった。私立大学へ移った時に生理学のY先生に出会った。Y先生が実験を手伝ってくれることになった。ラットの脳にも詳細な地図ができていることを、先生に出会って初めて知った。

それから二人で実験が始まった。Y先生がラットの脳に管を刺して生理的食塩水や物質を注入した。私が肝静脈から採血をして血糖を測った。

毎晩二人で夕食をとってから実験が始まった。

一年ほどたつとY先生は他の大学へ移ってしまった。私は取り残されてしまった。夜中に一人で実験室にいると医学界の闇の中に取り残されたような気分になった。

先生と二人で一年かけて得られた血糖値のデータは図一枚にしかならなかった。図一枚を英語論文にして、その大学の雑誌に載せた。

その論文のコピーを同封して世界中の大学へ送った。

卒業後四、五年にもなると、卒業時の熱狂が覚めて、改めて医学の世界を見渡して愕然とする時期であった。私は世界のどこかに行きたかった。

「私を雇ってください。私はこの論文にあるようにラットの脳のごく小さな地域へ物質を注入する技術を持っています」とタイプで打って、毎週送った。必ず返事がきた。「日本から金を持ってくれば受け入れる」「今年はダメだが来年はわからない」「ここは君の分野と違うので他を紹介しよう」などと、どこも親切に断ってきた。

ある日ニューヨークの大学から電報がきた。三カ月後に来いということであった。まさか本当になるとは思わなかった。

ニューヨークの研究室でボスに脳の実験を指示された時に、できないことをできると書いて送ったことを後悔した。

私はY先生の手技を思い出しながら脳に刺す管を切断するためにヤスリが必要であると思ったのだった。

イライラしたポールは、日本人が残した和英辞典を持ってきた。これで英語の単語を探せと言った。

私はその辞書を手にして困った。英語で話すことばかり考えていると、日本語を思

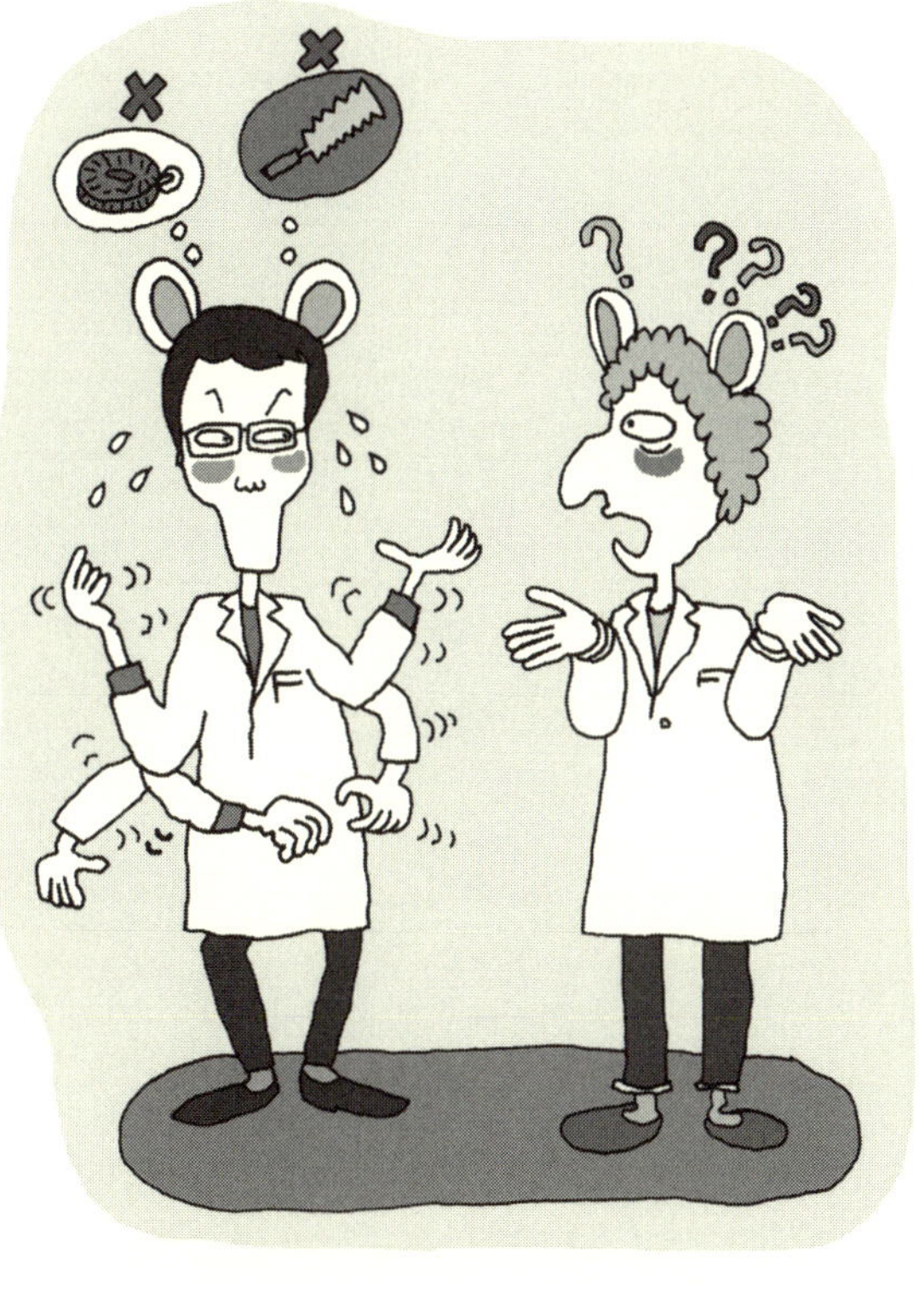

い出せない時があった。ノコギリでもタワシでもない物を日本語で何と言うかわからなくなった。

日本語がわからないと和英辞典が使えないことを知った。日本語がまったく駄目なポールが私から辞書を取り上げて自分で探そうとする姿はおかしかった。

「何に使うのだ?」と聞かれたので、目的を説明すると、「そいつのことはfileって言うんだ」と教えてくれた。

英和辞典でfileと引くと、日本語で「ヤスリ」と書いてあった。（2013年）

II　故郷

十七歳の映画

コスモスが咲く頃になると高校の同窓会が開催されるという葉書が届く。もう同窓生の一割ほどが死んでいる。親友のA君は同窓生の中で一番早く亡くなった。故郷を離れて東京へ出て働き始めたばかりの時に、どうしたわけか踏切の真ん中で車が動かなくなって事故死したと聞いていた。

私たちの卒業した高校は天竜川の西側の丘の上にある。

私は天竜川の東から自転車で学校へ通った。

通学路の川沿いには人家はなく、田んぼで農作業をしている人がいるだけだった。人とすれ違うことはなかった。自転車が一台で道を占めてしまう狭い道にはタンポポが咲き、秋にはススキがそよいだ。

田んぼでは田植、稲刈りが毎年繰り返されていた。私たちの生活は天竜の流れのようにいつまでも変わらないと思っていたが、今から思えばわずかな期間の青春であった。

山の奥から通っていたA君も自転車で通っていた。たびたび遅刻をした。先生に「なぜ遅刻をするのか！」と問い詰められると、「僕の家は太陽の出るのが遅い」と答えた。彼の家は天竜の東の山に陰った集落にあった。

天竜川沿いに電気館という映画館があった。私はA君を誘い授業をさぼって映画を見た。私が悪いことをするときはいつも彼を誘った。

映画館に入る時には誰かに見張られているような気がしてスリリングであった。二人で密かに忍び込んで座席に座ると多くの場合時代劇をやっていた。たとえば大川橋蔵の『新吾十番勝負』だったりした。その当時の映画はいつも途中から入場した。夢を見るように、映画の世界へ入ってゆくのだった。途中から見ても物語の展開は理解できた。

格好いい大川橋蔵が悪人にいじめられた後でやっつけるのだ。橋蔵の頬は赤ん坊のようにふっくらとしていてほんのりと紅く端正な顔立ちをしていた。『新吾十番勝負』の新吾は正義の味方で優しくて頭がよかった。そして匂い立つような女優との恋が絡むのだった。女優の艶やかな肉体が画面いっぱいに展開されると不良になったような気分になった。

映画館を出ると夕闇が迫っていた。天竜川沿いにはススキがそよぎ、風は火照った頬に気持ちがよかった。

A君と一緒に天竜川の土手を自転車で走った。ただ二人で自転車を漕ぐだけで楽しかった。

私は彼が死んでから二年後の秋に生家を訪ねた。彼の死因は自殺であったと警察から知らされたという。しかし息子は自殺などする子ではなかったと父親は言った。私は、彼はきっと都会の真ん中の踏切で、どっちへ進んでよいかわからぬままに動けなくなってしまったのだろうと思った。

ひとり息子がいなくなった家の庭には紅く染まった柿の葉が散っていた。（2014年）

タニシ

最近の「朝日新聞」に「戻らない復興予算」という記事が掲載されていた。記事の趣旨は予算が被災地以外に使われるのはけしからんということであった。震災復興予算が鹿児島県でジャンボタニシを駆除する費用に使われていたというのである。

私は「タニシ駆除」というのが気になった。

私にとってタニシは食べるものであって駆除するものではなかった。

戦後の食糧難の時代にはタニシは貴重な食べ物であった。今ではタニシは水稲に被害を及ぼす有害動物に指定されているらしい。

私が生まれ育った伊那谷は中央アルプスと南アルプスの間にある。天竜川沿いは広い平地であり、山脈のすそ野は森林地帯である。森林の間には集落があり、外来種であるタニシが生息している地域とタニシがまったく住んでいない地域があった。

母は山に囲まれた集落に生まれ、天竜川沿いの集落へ嫁いだ。畳一畳ほどの雲に太陽の光を遮られる距離であったが、母には遠方であった。嫁ぎ先の田んぼではタニシは捕れたが、母の育った孤立した集落の田んぼには外来移入種であるタニシはいなかった。

母は山の中に暮らす母親と兄弟のために田んぼでタニシを捕って実家へ届けようと思った。母の実家は飯田線の電車にのって、バスに乗り継ぎさらに歩いていかなければならなかった。

母に連れられて私は飯田線の駅のホームで電車を待った。母親は久しぶりの里帰りで嬉しそうであった。母が愉しいと子供も楽しい。

親子二人でタンポポの咲く駅で電車を待った。プラットホームには着物にモンペをはいた二十二歳の母親と、麦わら帽子をかぶった三歳の男の子のほかには誰もいなかった。駅舎には手拭いを腰にぶら下げた若い駅員がいた。昭和二十二年の梅雨の晴れ間であった。

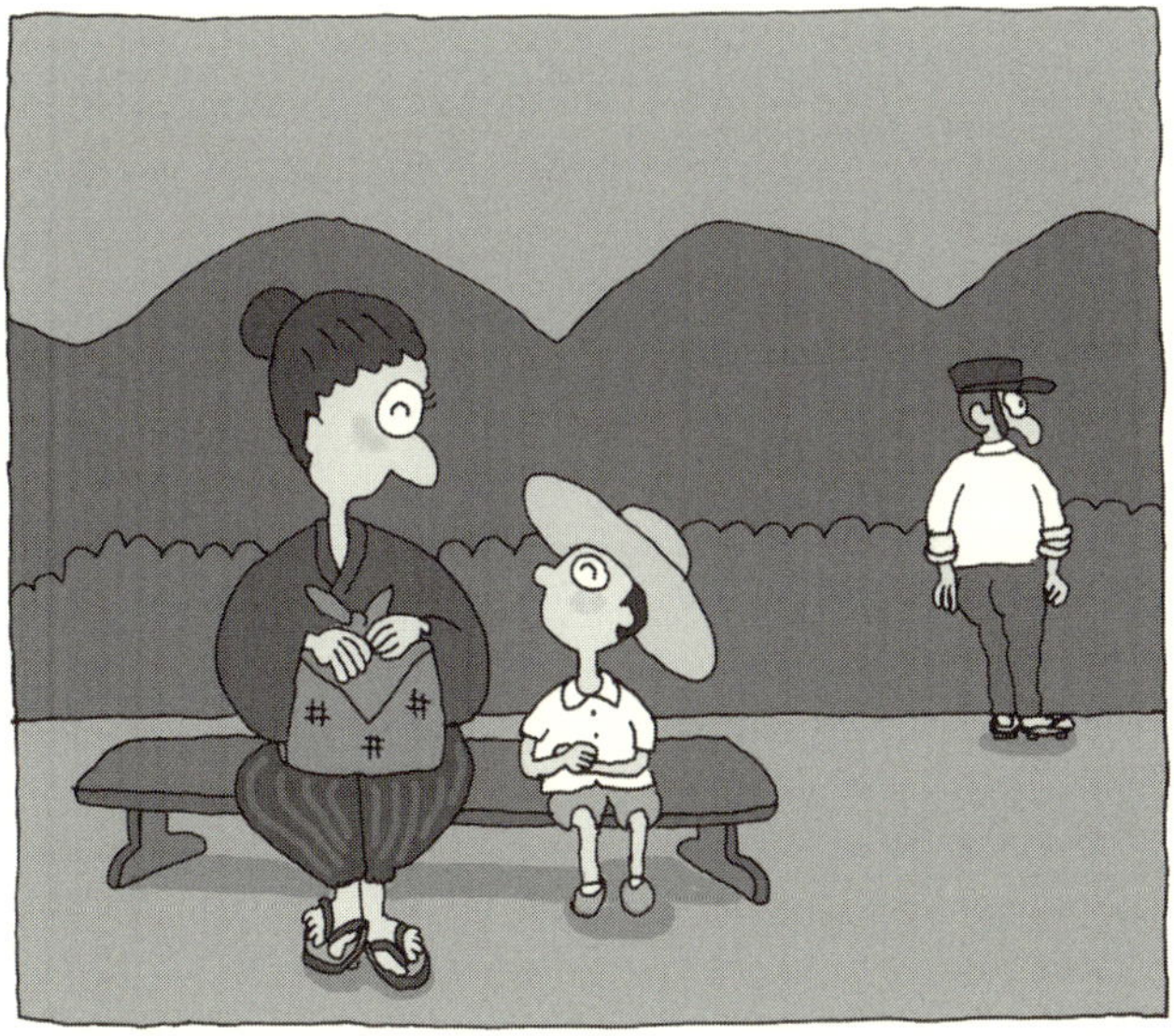

北に向かう山脈が交わるあたりから線路が始まり直線に延びてくる。雲の谷間から湧き出るように電車が現れた。電車は次第に大きくなり、「コトコト」と耳に響く音が強くなってきた。

電車がホームに迫ってくると、私は「おしっこ」と言った。その年のころから私は緊張するとおしっこがしたくなった。

母親は私をぶら下げてホームの脇の便所へ行ったが、おしっこは出なかった。電車は駅に止まって待っていた。母親は急いで体を回転させたので草履が横を向いて鼻緒が切れた。

それを見ていた若い駅員が駆けつけてきた。腰にぶら下げていた手拭いを裂いて紐にして、母親の草履の鼻緒を作ってくれた。駅員は母の足元に屈み込み、母は申し訳なさそうに駅員の肩につかまった。運転手は窓から顔をだしてプラットホームの光景を見ていた。そして私たちが電車に乗り込むのを待っていた。

戦争で父親を亡くした子供と、その母親と、タニシを乗せて電車はゆっくりと走り出した。（2013年）

ふるさとの仲間

名古屋で久しぶりに大雪が降った。私は国道三〇二号を走っていた。渋滞でまったく前進できなくなると、故郷の雪の日を思い出した。

ぼんやりと思い出されては消えてゆく記憶である。

雪が降ると「まさちゃ」たちが呼びにきた。私は「あきちゃ」と呼ばれていた。五人で山の麓でそりに乗った。

降りしきる雪の中をそりに乗って滑り落ちると宇宙の流れ星になったような気分になった。

五人の仲間はいつも一緒だった。仲間には掟のようなものがあった。

口笛で呼び出されたらどのようなことがあっても出て行かなければならなかった。

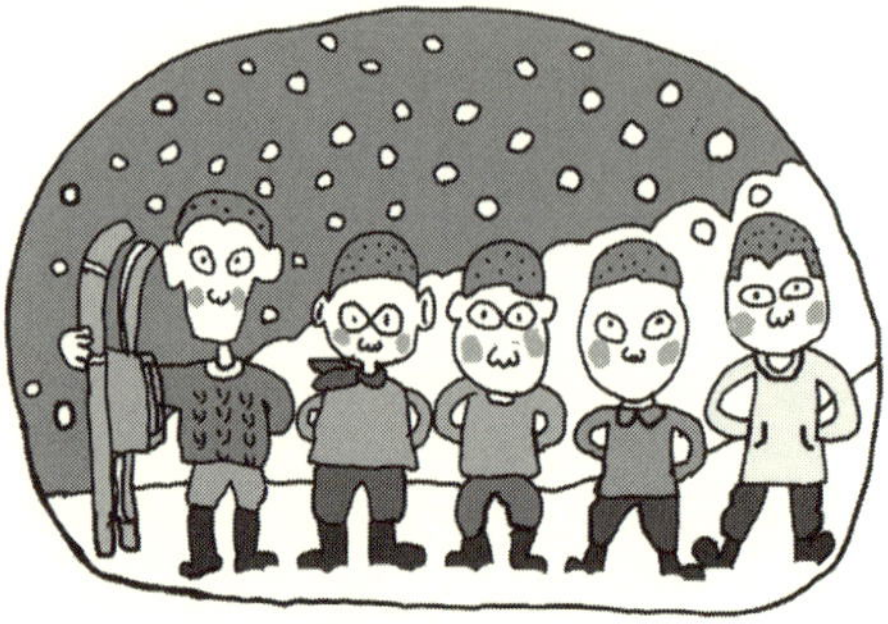

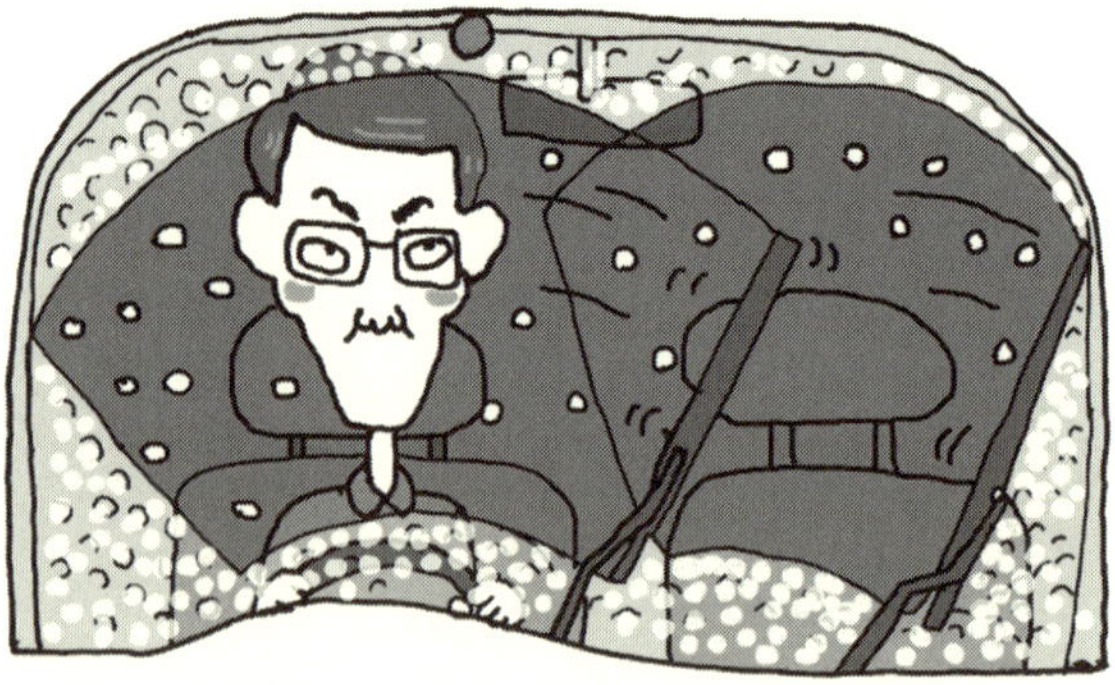

大将はいつも同じであった。大将の言うことは絶対であった。

大将はいつも「まさちゃ」だった。いつでも随意におならをすることができた。

天竜川に架かる橋があった。三十メートルほどの橋を渡る間に何回「屁をこけるか」競争をさせられた。「まさちゃ」はその間に五回もできたのだ。私たちはたまげた。

私は胃腸の弱い子供であった。下痢気味であった。しかし例外は認められなかった。私は「屁」のせいで馬鹿にされて仲間外れにされそうになった。

仲間に入れてもらえない悲しさは、親に「クラに入れられる」程度に悲しかった。

私たちはそうやって権力の恐ろしさを体験したのである。

いじめられてもいじめられても「まさちゃ」を嫌いになることはなかった。

おならは「悪」だということを知ったのは、女の子に関心を持つようになってからだった。

「勉強ができてはいけない」という確かな価値観もあった。

勉強ができることは悪であった。丘の上に勉強ができる子の家があった。私たちはその子の勉強部屋に向かって遠方から石を投げた。自分たちの立場を守るための集団的自衛権の行使であった。「俺は勉強ができん」と言って身を守った。勉強ができるといじめられたのだ。

中学へ行くと勉強ができることが「善」に変わった。これほどに価値の転換がおこなわれたことは人生の中でこの例をおいてほかにない。

三〇二号線の雪は太陽が昇るとたちまち溶けた。

私のおぼろな「ふるさとの仲間」の記憶もすき焼きの鍋に入れた砂糖のように消えていった。（2014年）

魚とり

土曜日の昼食に近くにあるレストランへ一人で行った。

六月の雨が降ったり止んだりしていた。雨の匂いは田舎での田植を思い出させた。

レストランの窓際に座って外を眺めていると、コンビニが見えた。駐車場へ車が着き、客が流れ込むように店へ入っていった。

私は幼い頃夢中になった〝瓶受け〟（地方によって〝つけ瓶〟ともいわれるらしい）という魚取りを思い出した。首がくびれており、いったん魚が中に入ると出られなくなる仕組みの透明なガラスの瓶。私たちは〝びん受け〟と呼んでいた。

子供が魚をとる方法は四つあった。

一つは手で掴むことであった。単純で素朴であったが、動いている物をつかまえることほど楽しいことはなかった。今でも歓声を上げて逃げ回る孫を捕まえるのはおもしろいことだ。しかし小川で泳ぐ魚をつかまえるのは孫を捕まえるほど単純ではなかった。

二つ目は〝ざる〟で捕るのであるが、これが最も成果があった。川の下流で〝ざる〟を受けている者がおり、上流から魚を追い込んで捕まえた。大物が獲れた時は幼なじみのタケちゃんと喧嘩になった。捕れた魚は〝ざる〟を持って待っていた者に所属するか、追い込んだ者の獲物になるのか？　いつも結論は出なかった。多くの場合〝ざる〟で待っていた者の所有になった。最初に魚を掴んだ者が所有権を手放さなかった。

三つ目が〝瓶受け〟で、匂いにつられて入った魚が出られなくなってしまう仕掛けになっていた。仕掛けておくだけで、泥鰌などの小魚が入っていた。成人になって経験したクラブに似ていた。入ってしまった魚は間違いなく仕掛けたものの所有である。私が人生で初めて知った不労所得の醍醐味であった。しかし子供心に、そのような行為にうしろめたさを感じていた。いつの頃からかその漁法は禁じられてしまった。私は働かずに儲ける仕組みが道徳的に悪いから禁止されたと思っていた。しかし禁止の理由は、「不労所得がいけない」ということではなく、ガラス片によるケガが多かったためであったらしい。たしかに不労所得が罪になれば資本主義は成り立たない。

私はいかにして働かずに金を儲けるかに腐心してきたが、成功したことはなかった。田舎のゴルフ場の株は一番高い時に買って、今はタダ同然で買い手もいない。私は「働かずに儲かる」という誘惑に弱かった。

四つ目は魚釣りであった。天竜川での魚釣りはじっと辛抱して待たなければならなかった。思わせぶりに水面に浮いている〝うき〟は沈む時に期待を持たせ、引き上げるときに落胆させた。同じことを繰り返して飽きることはなかった。

駒ヶ岳にかかる雲を眺めて無為な夏の午後を過ごした。はかなかった青春時代の〝恋心〟のように成果はなかった。（2014年）

下駄スケート

子供の頃、信州の湖に氷が張るとスケートで遊んだ。スケートの刃がついた下駄を真田紐で足に縛りつけた。「下駄スケート」といった。革靴のスケートはその頃は誰も持っていなかった。寒い朝、足袋を履いて新しい真田紐を足に結び付けると、心が躍った。

朝の寒気がゆるみ太陽が昇ってくると氷から湯気がのぼった。氷が薄くなり氷が割れた。自殺志願者が身を投げる湖でもあった。落ちると命が危なかった。自然は危険に満ちていた。

真田紐が緩み下駄スケートが足から離れると、氷の上を方向を失って漂った。

割れた氷の穴に向かってとっかかりのない氷の上をさまようのは子供心にも恐怖で

あった。

今年の夏の終わりに高校の同窓会でT君に出会った。T君と私は小学校、中学校、高校まで一緒だった。初恋の人も同じであった。

あの頃舟木一夫の「高校三年生」が流行っていた。高校三年の夏の日、二人で憧れの彼女の家に向かった。

夕暮れ時に自転車に二人乗りしていたので警察官に捕まった。不審な行動を咎めた警察は言った。「何をやってるんだ?」「学生です」「どこの?」「東大です」。T君はとっさに答えた。東大へ行きたかったが、まだ高校生であった。警察官は「東大生か」と言って釈放してくれた。

憧れの彼女の家の近くに辿り着いた。それまで私たちは彼女と一言も会話をしたことがなかった。田園の向こうに彼女の家があり、ほのかな家の明かりに彼女の姿が映ったような気がした。私たちは自転車を放置して暗がりの中を家の近くまで走った。足元を見ずに走ったので二人とも田んぼに落ちた。田んぼの匂いがした。魚の匂いがした。稲穂が顔を突いた。

私はT君と二人で情緒不安定な青春を田舎で過ごした。氷の上をさまようような不安な青春時代であった。二人とも何とか下駄スケートに結び付けてくれる真田紐のような妻を見つけて、老年期にはいった。

お互いに白髪で皺が増えた。久しぶりの同窓会で、私たちは瞬時に青春時代を思い出した。私たちは結局東大へは行けなかった。そして、あの憧れの女性といまだに会話を交わしたことがない。時は過ぎた。私たちの育った田舎で子供たちが育っている。自然は変わっていない。

スケート、桜、田植、入道雲、紅葉、雪。

T君が涙目になって言った。私たちと同じように田舎で青春時代を過ごしていた彼の息子が数年前に死んでいたのであった。T君はそのことを「誰にも話せなかったけどお前には聞いてもらいたかった」と言った。私は涙が出て止まらなかった。（2014年）

赤トンボ

ＮＨＫテレビでトンボの話をやっていた。一九八五年に放送された番組の再放送であった。当時東京大学の教授であった人が子供の頃のトンボへの思いを断ちがたく、今でもトンボを追い求めているという話であった。

麦わら帽子に麦わらトンボ、ひまわりと入道雲は、我々の少年時代のキーワードだ。畑に出ると麦わらトンボがすぐに目についたものだった。あたりを見回すと畑の隅々で麦わらトンボが空中で止まっていた。よく見れば露が溜まっているナスの葉にもイトヒキトンボが止まっていた。曲がったきゅうりは味噌を付けて食べると初夏の匂いがした。

ある夏の午後、大人たちが昼寝をしているときにオニヤンマが飛んできた。昼下がりになると田舎は静かになった。昼の喧騒が消えて、熱い太陽が照るだけだった。大人たちは眠りの世界に入っていた。眠れずにこの世に一人残されてしまった子供は蟻と遊んでいた。

水平飛行してきたオニヤンマがひまわりの葉に止まった。

私はそっと近づいた。音を立てぬように、忍者のように近づいた。背後に回り、その尻尾を素手でつかんだ時の嬉しさは、空に湧き出た入道雲のようにもくもくだった。昼頃に入道雲が出ると夕方には必ず夕立がきた。

夏から秋にかけてトンボはいつも子供たちと一緒だった。

稲刈りの秋の空には赤トンボに溢れていた。秋の地球の空気は窒素と酸素と赤トンボでできていた。

名古屋へ家を建てて二十年近くになるが、二十年前には我が家の狭い庭にも麦わらトンボがいた。秋には赤トンボが舞っていた。

我が家の前には保育士養成の大学がある。学園祭で学生たちの声がスピーカーを通じて秋の空に甲高く響く。必ず赤トンボが舞っていた。保育園の運動会の時も赤や白の鉢巻きの子供たちに混じってトンボがいた。

何時の頃からだろうか、我が家の庭にトンボのいないのに気がついた。虫は舞っているのにトンボがいない。いつからかトンボは仲間外れになってしまった。

学生や幼児たちの声は相変わらずにぎやかだが、空に伸びる雑木林の先端に赤トンボがいない。双眼鏡で覗いても赤トンボの影は見えなくなってしまった。

秋の空は変わらず青いのにトンボがいない。

故郷の友から新米が送られてきた。二年前に子供二人を残して彼の妻が死んだ。袋の中のコメに混じって手紙が入っていた。「一家三人肩を寄せ合ってやってます」

田舎の秋の空にはまだ赤トンボはいるのだろうか。（2015年）

Ⅲ　夕暮れ

マネキンの家

私の家は団地のはずれにある。

団地は戦国時代の合戦場の跡が雑木林になり、その森を伐採して造成されたもので、台地の上にある。今では団地の住民は高齢になって、住民は少なくなった。

家への帰路に国道を南に回ると片道一車線の旧街道に出る。その辺りには江戸時代からの旧市街地が団地を囲むように残っている。

街道の左側に緑色の玄関の看板屋がある。看板はあるが営業をしている気配はない。右側にはクリーニング屋があったらしい。クリーニングの看板だけが家の庇にかかっている。

三〇〇メートル進むと三〇度の角度で左に折れる脇道がある。

夕暮れにその脇道を覗くように見ると、暗い路地が続いている。左側に灯りがついている家が一軒だけ見える。古い民家が並んでいる中でそこだけが明るい。旧街道は渋滞するので五〇メートルほど奥まった所から漏れている光を毎日眺めていた。

車からは灯りが見えるが家の中は見えない。その灯りに、ひな祭りの頃にはぼんぼりに灯りをともしている家族の生活を想像して眺めていた。夏の日には家族でかき氷を食べている姿を想像した。

私は眺めるだけで街道をそれて家の前を通過したことはなかった。

灯りに気がついた頃は、玄関の電燈が放つ光であると想像していたが、その単調さから蛍光灯の照明であると思うようになった。

うっすらと花嫁衣装のようなものが見えた時はショーウインドウの灯りではないかと思った。麦わら帽子をかぶったマネキンが見えたような気がしたときもそう思った。

真夜中でも光は道路の一角を照らしていた。

私が入院して、病院から帰るときは、ほのかに青白く湯気のように優しげであった。

秋の祭りが過ぎても影をつくらない光は変わることはなかった。

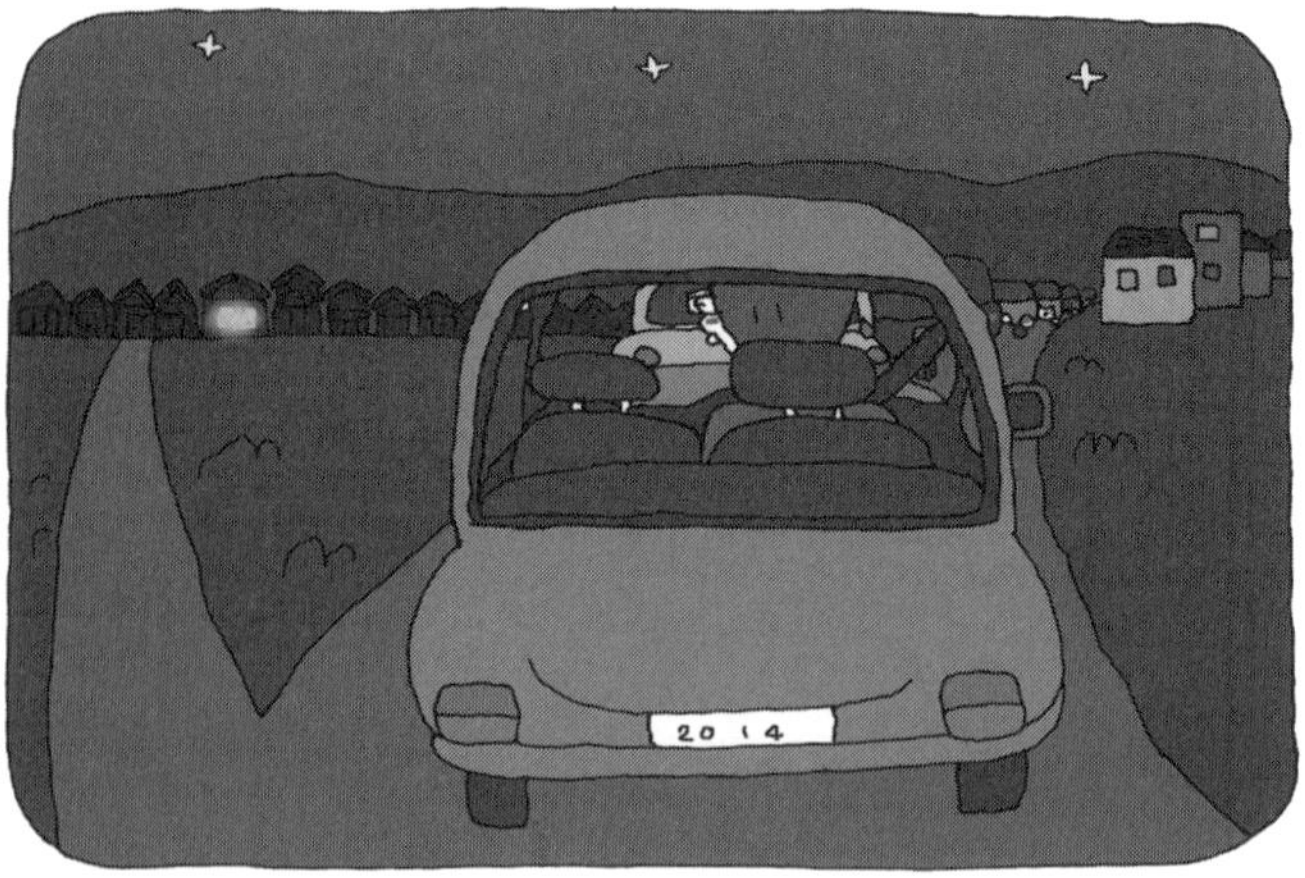
2014

祭りが終わった頃から、いつも灯りがともっていることが不思議に思えてきた。なぜ深夜でもともっているのか？　人は住んでいるのであろうか？

昨年の暮れ。私は思い切って、灯りの正体を確かめようと旧街道を左に回り、夕暮れに光を放つ家の前をゆっくり走ってみた。

想像していたようにショーウインドウの灯りであり、中にはマネキンがあった。しかし、マネキンは裸で傾いており、茶色のシミのついた布が天井から落ちるように引っかかっていた。床には段ボールが散乱していた。人の気配はなかった。

ショーウインドウの光は、社会に恨みを放っているように不気味で、明るかった。

（２０１３年）

最後の晩餐

「食」に関するシンポジウムで基調講演をした。討論の時に「先生は最後の晩餐に何を食べますか?」と、司会者から訊かれた。

私は、死ぬ前には食欲がなくなることを知っているので、「何も食べることができないと思う」と言うと、司会者は困惑した表情になった。

私は付け加えた。「最後の晩餐とは、キリストが処刑を前にした食事のことで、健康な食欲を持った人が人生の中で最もおいしかった料理を食べるということだと思います。そういうことなら私は親子丼ぶりを食べたい」

今から七年ほど前に私は国立大学病院の病院長をしていた。国立大学病院が独立法人化された時の初代の院長であった。独立法人化とは、経済のことなど考えたこともなかった医学部の教授たちに、「これからはお金を稼ぎなさい」ということだったので、うまくゆくはずがなかった。

その頃は小泉改革で社会もいらだっていた。マスコミは医療事故を競って記事にした。事故が起こると、私はテレビカメラに向かって深々としたお辞儀を繰り返した。そのおかげで私が病院長であるということを知った看護師が多かった。

病院に勤務する医者も看護師も技師も、事務職員も気持ちがすさんでいた。彼らのいらだちは最後には病院長の私に向かった。

病院長に直接会って不満をぶつけたいという職員は多かった。不満を抱えた家族や患者も院長に会いたがった。私は病院の中を歩けば、地雷を踏むのではないかと思った。

病院での問題にはそれに応じた委員会ができており、その委員会で決まる仕組みになっていた。しかし委員会でも拒否され、事務からも相手にされなかった案件を持つ者は、病院長に直訴しようとした。

昼間は怖い秘書がいて、病院長に会うことはできない。電話も秘書が受けるので院長が直接対応することはない。しかし、五時を過ぎると事情は変わった。院長の周辺には誰もいなくなった。電話には院長が直接対応することになった。電話に出ると患者からの苦情ばかりである。「職員の応対が悪い。清掃がなっていない」

職員は人を増やせ、場所を増やせと言って院長室へ現れた。人は病院長という「役職」には容赦ない言葉を吐いた。たとえばデモ隊のデモの人たちが発する言葉のように。

私は、疲れてしまった。五時を過ぎると病院を退散することにした。スーパーで鶏肉を買って、卵を買って、家に帰った。海苔とカツオ、そしてみりんと酒と醤油でダシをつくった。ビールを飲みながらじっくりと親子どんぶりに取り組んだ。

若い頃、生化学の実験を仕事にしていた時期があったので、「物質が温度の変化と時の経過によりどのような化学変化を遂げるか」という課題に関しては熟練工であった。

私が親子丼ぶりをつくることができるようになり、最後の晩餐にしたいと思うようになったのは、そういうわけである。（２０１４年）

大三元

テレビで麻雀の実況中継をやっていた。ぼんやりと眺めていると、大学を卒業してすぐに赴任した病院を思い出した。

「ロン！」とM先生は大声を出した。大三元であった。しかし自分の手元に待っていた牌がないのに気がついた。「ない！　ない！　ハイがない！」と先生は麻雀卓の下を覗きこんだ。

病院長のM先生は、一代で巨大な組織と病院をつくりあげた伝説の人であった。アメリカで長年にわたり医学研究に携わった経験がある内分泌学の大家であった。大食漢で、大きな頭をしていた。

夕方になると、医局に集まって麻雀をするのが日課であった。

その日、私は先生と麻雀卓を囲んでいた。先生は、「白《ハク》」をポンした。麻雀はポンをすることによって完成までのスピードが速くなる。「麻雀は大きな手で早く上がらにゃ」が先生の口癖であった。時には小さな手で遅く上がることもあったが、そういう時には「人間、同じことばかり言っていてはイケマセン。朝と夕方には違うことを言わないと、進歩がない」と言った。

その頃の私にとって、先生の言われることは、教祖様のお言葉のように聞こえた。

「家族同士の付き合いはしてはいけません。奥さん連中の仲が悪くなると、何ともしようがなくなります」

先生は次に「中《チュン》」をポンした。

「井口さん、うどんのお汁は全部飲んでもいいんだよ」。先生はうどんの汁を全部飲みながら言った。

「同僚の医者を先生と呼ぶのはやめましょう。先生と呼ばれる職業にロクなものはない」

そこの病院では医者を「さん」で呼んでいた。

ついに先生は「發《ハツ》」もポンした。

先生は白をなき、中をなき、發をなき、そしてイーソも、ポンをして、手元には「南《ナン》」が一枚だけ残った。南の単騎待ちであり、南が出れば上がりであった。先生はその牌を右手の上の方に置いていた。その位置は自模るべき牌が並べられている山の端っこの辺りにあった。

右隣りはK先生であった。知能指数に関心が高い先生で、「井口さん、君の知能指数はいくつ？」と聞かれるのが嫌だった。K先生の左手は、山の傍にあったM先生の南に向かって伸びて、それを掴んで、そのまま捨てた。自模ったつもりの牌はM先生の牌であった。

大三元であった。M先生は興奮して「ロン！」と叫んだが、手元を見ると自分の牌は消えていた。（2013年）

冬の陽だまり

Yさんは東北の田舎の長男である。田舎に置いてきた父親は二十年前に七十六歳で亡くなり、生まれ育った家には九十歳を過ぎた母親が独りで住んでいた。

彼は高校を出ると東京の大学へ入った。高校時代に成績のよかった彼には、故郷に入りたい大学はなかった。

東京で一流企業に就職して、職場の女性と結婚をして二人の子供ができた。その子供たちも今はもう一緒には住んでいない。

転勤を繰り返した人生だったが、五十歳になった時に妻の実家のある名古屋に家を建てた。

名古屋へ家を建てたことは故郷に帰らないという意思表示であった。両親は寂しかったに違いない。

定年になってからは時おり田舎へ帰るようになった。車で十時間以上かけて一人で帰った。妻は忙しそうだったので連れていくのは遠慮した。

田舎に帰ると二週間ほど母と共に暮らした。

久しぶりの母親との生活は冬の陽だまりのように暖かかった。しかしそんな気分は田舎へ通い始めるとすぐに消えた。次第に母は介護が必要になっていった。母に替わって暗い台所に立つようになると田舎の生活は楽しいものではなくなった。

名古屋の妻の元へ帰ってくると私の外来を受診した。決まって気分が落ち込んでいた。「ストレスですわ」と言って頭を下げると後頭部に円形脱毛ができていた。

持病である糖尿病はストレスに応じて悪くなっていった。

母親は九十七歳になると一人暮らしができなくなってしまい、田舎の施設に入れた。それからは生家で暮らしながら母親を施設で介護をする生活が続くようになった。

彼が田舎を留守にする時は、親戚が母親を見てくれていたそうだ。

そのことが彼の気分を更に暗くした。「長男のくせに親の面倒を見ないっていわれてるようでね」と言っていた。

次第に帰郷するのが重荷になっていくのがわかった。

ある日「母が別れるときに寂しいっていうんですよ。もうすぐ百歳ですよ」と言った。声に出しては言わなかったが、「そろそろ俺のことは諦めてくれよ。俺ももう七十四歳だよ」と母に言いたかったようだった。

人はいくつになっても、一人ぼっちは寂しいものだ。

母親が九十九歳で亡くなった。彼は更に元気をなくして現れた。

「介護から解放されたんじゃないの？」と私が訊くと「母親が死ぬと悲しいね」と瞼を瞬かせた。

それから数カ月経ってから現れた時も浮かぬ顔をしていた。「家の始末に困っているんですよ。売るに売れないお荷物なんですよ」と言った。

そして「でも売ってしまうと寂しいしね」と、ため息をついた。（２０１５年）

Ⅳ　インストール

エレベーター

三階から自分の研究室のある十階へ行こうとしてエレベーターの「上り」のボタンを押した。会議の資料をぼんやり見つめているとエレベーターが来て扉が開いた。乗ってしまってから「下り」へ向かっていたとわかった。とっさに降りようとしたが、そのまま乗っていた。エレベーターは一階に到着した。そこには綺麗な女性が待っていた。彼女は乗り込もうとして私がいるのに気づくと、私を見つめてたじろいだように後ずさりをした。

その女性は以前から綺麗な中年の女性であると思っていたが、もしかしたら最早老年期なのかもしらん、などと考えて、私は彼女が乗り込むのを待っていた。しかし彼女は立ち止ったまま動こうとしなかった。

「そう、あなたは上りと下りを間違えたのね」と口は出さなかったが、納得した表情で乗ってきた。こうした場合、どこかで声を出せばよかったのだが、タイミングが合わず、ずっと二人は言葉を交わさなかった。

二人を乗せたエレバーターは上り始めた。

なぜかエレバーターには後頭部が映る鏡が備えてあった。私の頭頂部の髪の毛が薄くなっていた。彼女の後頭部は見ないようにした。女性を近くで見てはいかんと思っているに、三階で止まった。

私がさっき「上り」のボタンを押しておいたので止まったのだ。私が押さなければ三階で止まる必要はなかった。そこで私はエレベーターの扉から顔を出して、いそうもない人を探すふりをした。「誰もいないのに誰がこのボタンを押したのだろう」という顔つきをして。

若いのか年寄りなのかわからない女性は大抵年寄りだ。彼女は迷惑そうな馬鹿にしたような表情になった。「余分なことをしないでよ。時間がもったいないじゃない。あなたが押したことはわかっているんだから」というような顔をした。

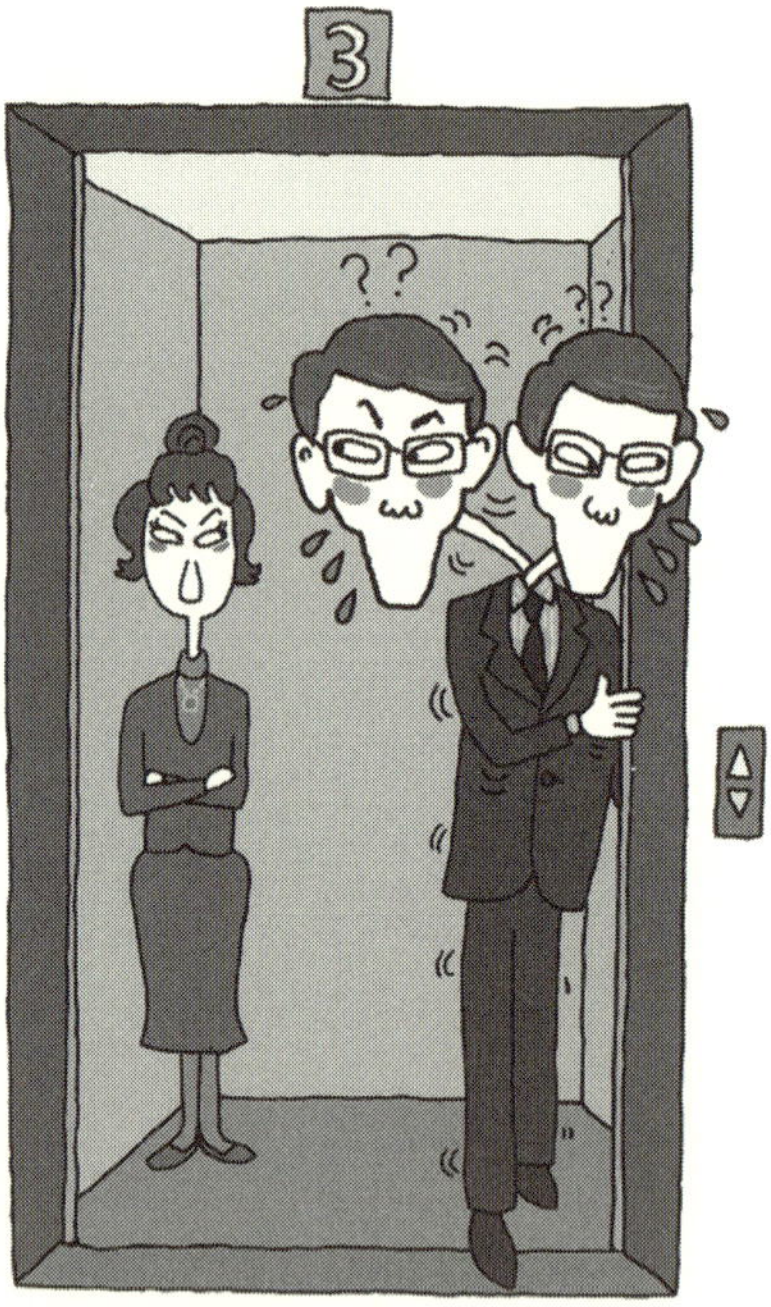
3

エレベーターは再び上昇を始めた。私はこのままエレベーターが途中で止まってしまったらどうしようかと考えた。

そういえばこの前の地震の時に私はエレベーターに乗っていた。ガタンガタンと揺れてエレベーターは壁に当たった。そのエレベーターには私と女子学生が乗っていた。綺麗で小柄な人だった。私はおびえたが彼女は堂々としているように見えた。そういう時は背の低い人の方が安定して見える。私は彼女の身を守らなければならないと思い、彼女を抱きかかえようとしたときに一階に着いて扉が開いた。

結局言葉を交わさなかった高齢の女性は九階で降りた。

十階に着くと私は辺りを見回すようにして一階を押した。一階にあるメールボックスの郵便物を取りに行くのを忘れていたのを思い出したのだった。（２０１５年）

脱出

ガラケイから脱出してスマホに換えることにした。

大学の近くの販売店へ入ると思いのほか混んでいた。

番号札を持って待っていると中年の男の店員が近づいてきた。「どのような機種をお望みですか？」と、聞かれた。私が左の掌を右手の中指でさすりながら「指先ですいすいとするやつ」と言うと、「全部そうですよ」と教えてくれた。

順番が回ってきてカウンターの前に座ると、相手をしてくれたのは若い女性の研修生だった。「研修生ですので済みません」と先ほどの店員が横から言った。

「シェアパック、10GB――」などと研修生がしゃべるのを私は黙って聞いていた。

「データプランですが、カケホーダイでいいですか？」「？？？」「タブレットはどうしますか?」と、言われると「お願いします」と反射的に答えてしまった。「料金が発生します」「いくら?」「7万円ぐらいです」「それじゃ止める」と言おうとしたが、流れに押されてそのままになってしまった。私には「タブレット」の意味がわかっていなかった。

「あのー、あんしんパック、おすすめパック、カラダキモチは無料です」「?.?.?」「お支払プランですが、最初の一カ月はタダですがそのあとは料金がハッセイします。中止するにはオコトワリの電話を入れていただくことになります」。そのパックに加入すると最初の一カ月はタダだが、その後は金が要るということらしかった。そこで「最初から入らないようにしてください」というと、「それができないんです」と研修生が答えた。

私には不要であると思われるサービスが次々に追加されていった。

時間は一時間半ほど経っていた。

料金支払いの方法に話が進んだ。

「自動車の免許証とかって持ってますか?」「持ってます」「コピーとかってやってよ

ろしいでしょうか？」

そこからは研修生が女性社員に替わった。

「今の携帯の引き落としの銀行口座を教えてください」

私はカードを見せた。店員がカードを持って奥に行って操作をしてから帰ってきた。

「先月の料金が引き落とせていないようです」「どうして？」「私どもではわかりかねます」

私は不安になった。「何で？」としつこく聞くと、「たとえばコーザにお金がないとか」

私は口座に金が残っていることを確かめなければならないと思い始めた。あの大金が盗まれてしまったか？

「あのー、先ほどの暗証番号ですが……」そんなことはどうでもよくなった。

「早く終わりにして！」と言うと、さまざまなものを紙袋に入れて持たされた。その中でひときわ大きめな機械がタブレットであった。（2015年）

クリーニング

私は買い物をする前にスーパーの前にあるクリーニング屋へゆく。買い物をしている間に持ち帰る物を出して、その日の洗濯物の金額を計算しておいてもらうのだ。大手のクリーニング店の取次ぎ店で、四人の成人女性が交代で座っている。にこにこしている人もおれば不愛想な人もいる。

スーパーでは魚屋のおじさんと話すことがある。「この魚はどうやって煮たらいいの？」と、聞くと「甘辛く煮るといいですよ」と教えてくれる。魚の種類が変わっても「甘辛く煮ろ」と教えてくれる。おじさんが変わっても甘辛く煮ろという。この頃では「甘辛く煮ればいいんだね」と自分の方から声が出る。

スーパーではほかに話をする機会がないので、クリーニング屋では軽口がでてしまう。「今日は暑いね」「明日は雨だそうよ」。そういうことも言い出せそうもない怖いおばさんもいる。

スーパーでは夏になると決まって朝から晩まで「燃えよドラゴンズ」の歌が流れている。

中日ドラゴンズは勝っている時もあるし負けるときもある。

おばさんたちは機嫌のいい時もあるし悪い時もある。それぞれ個性を持っている。

しかし今回は全員が不機嫌であった。

私は冬服をクリーニングに出そうとして、櫛が左の内ポケットに入っているのに気がついた。取り出そうとしたが出てこなかった。内側のポケットに張り付いてしまっていた。

どうやら前回のクリーニングで櫛が入ったまま洗濯して、プレスしてしまったらしかった。私はそのことに気がつかずに二年間着ていた。ちなみに昨年は入院中で、自分では衣替えをしなかった。昨年の衣替えの頃は葬式のためにモーニングが要るかと思ったが、「自分の葬式には出られないか?」と思い直したりしていた。衣替えどころではなかった。

その服は入学式などに着る洋服で二年間では少なくとも四回は着たはずであった。

今回のクリーニングまで一度も櫛をポケットから取り出そうとしなかったようだった。

クリーニング屋に持参して「どうしたらいいだろう?」と相談すると、「うちではありません!」と言われた。私は彼らを責める気持ちはなかったし、責任を取ってくれという気もなかった。ただ「どうしたらいいだろう?」って聞いただけである。

どうにか取り出せる方法はないだろうかと、心細げに言うと「工場に送ってみましょう」ということになった。

一週間後、「このままではクリーニングはできません。うちではありません」と、おばさんが言った。そんなこと言ったって私は五年も前からここのクリーニング屋以外のクリーニング屋は知らない。そこで私は、「どこへ行けば直してくれるでしょうか?」と聞いた。

おばさんは少し機嫌を直して、「あっちの方にあるそうよ」と教えてくれた。

私はおばさんたちを不機嫌にしてしまったスーツを持って、教えてもらった直し屋さんへ行った。「支払いはクリーニング屋にしますか?」と言われた。私は「いいです、私が払います」と、言って一〇〇八円払った。(2015年)

機械が心配

「井口さん。ホルモンの治療を受けると筋肉量が減るね」と同年配のS医師が私に言った。私が「どうやって筋肉量を測ったの？」と聞くと、「治療をしている間は試合に勝てなくなった」と言った。彼は三年前に前立腺がんでホルモン治療と重粒子線の治療を受けていた。治療中に柔道の試合に出たがいつもは勝てる相手に負けてしまったというのだ。実際に筋肉量を測定したわけではなかったが、筋肉量が減ったためだと彼は思い込んでいた。ホルモン治療が終わると再び勝てるようになったそうである。

私も千葉県にある放射線医学研究所病院で重粒子線の治療を受けた。私も前立腺がんの患者である。前立腺がんの治療は選択肢が多い。手術が最も多くおこなわれている方法であるが、そのほかにもホルモン療法や放射線療法がある。放射線療法には陽子線や重粒子線による治療法も開発されていて良好な成績が出るようになってきた。ホルモン療法だけで私の前立腺がんはほとんど制圧されているのだが、将来ホルモンが効かなくなる場合があるので重粒子線の治療を受けることになった。

一回の照射時間は二十分程度で済むが十二回の治療が必要であった。名古屋から千葉まで毎日通うことはできないので入院した。久しぶりの休暇であった。仕事を抱えて乗り込んだ。

体はいたって元気であった。病院の食事はおいしかった。

しかし、朝から病室にいると「病気になりそう」であった。看護師も「健康に悪いですよ」と言った。「病室にいても起床したらパジャマを脱いで散歩しなさい」ということだった。

二週目に入った。七回目の放射線照射の予定の日の朝、主治医が病室へ突然現れた。「申し訳ありませんが。昨夜、機械のヒューズが飛んでしまい、今日は稼働できません」と言った。私への放射線照射は週に四回おこなわれた。計十二回の放射線治療を

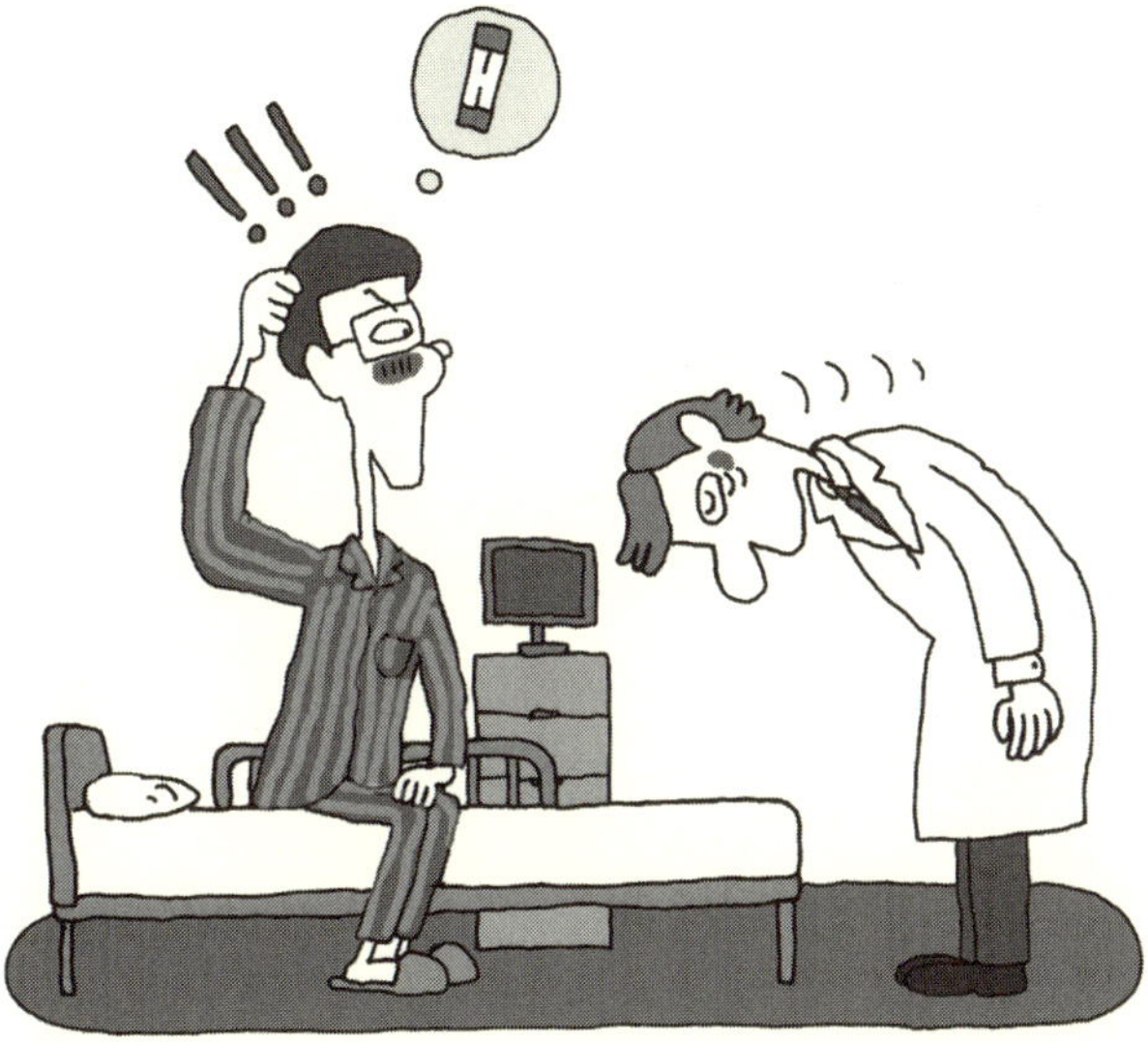

おこなうには入院日数はのべ二十二日になるはずであった。

私は毎日忙しい。講義や外来患者の診療などで日程にはまったく余裕がない生活を送っている。この入院のための三週間の休暇の前日まで患者を診て退院後の次の日には患者の予約が入っていた。三週間の穴うめのために予約表はぎっしりと詰まっていた。そこへ「もう一日入院を延ばさせてもらえませんか？」と主治医に言われて、私は困った。日常業務か治療かの選択を迫られた。結局、いったんは退院して一週間後に再び千葉へ行って一度だけの照射を受けることになった。

がん治療が日常生活に組み込まれる時代になった。前述のS先生のように治療中に柔道の試合に出る人も現れてきた。

退院時に「何か心配することはありませんか？」と看護師に聞かれた。私は「機械のことが心配です」と答えた。（2015年）

近頃の学生

大学へ入学したばかりの学生が母親に連れられてクリニックへきた。「親元を離れて生活するの初めて?」と、学生に訊くと「ハイ、初めてです」と答えた。「長男なんです」と、付き添ってきた母親が横から言った。

都会へ出て暮らすことになった長男は親から離れて自由を謳歌したい。しかし置いていかれることになってしまった母親は、心が空っぽになってしまった。よく見かけるパターンの親子であった。

母親は、信州から息子のマンションへいそいそと出かけてきたのだが、息子がつまらなそうな顔をするので、「病気じゃないか?」と思って嫌がる息子をクリニックへ連れてきたのであった。

診察を終えて「心配しなくても大丈夫ですよ」というと、母親は顔を紅潮させて嬉しそうだった。「我々がついていますから心配しないで」と付け加えると、もっと笑みがこぼれることはわかっていたが、そうは言わなかった。その学生は二度とクリニックへ現れることはなさそうであったからである。

子供のことは何でもわかっていたいと思う母親の気持ちはわかるが、子供たちは母親には思いもよらぬ人生を生きており、これからもそうやって生きてゆくのである。学生たちが今どのような生活をしているのか、その一部をお母さんにお伝えしよう。

私は大学で講義も受け持っている。講義では時折私の人生の一部を雑談として話すことがある。母親との死別の話などでは涙を見せる学生もいる。目を輝かせて真剣に聞いてくれるのは恋にまつわるお話である。

時折自分の学生時代の話をする。私は「学生運動」の体験を話した。「学生運動をやったことがある人いる?」と、聞いてみた。ぱらぱらと数人が手を挙げた。今でも数人は学生運動をやっていることに驚いた。私は意を強くして話を進めた。しかし彼らはマルクスやレーニンの著作は読んだことがなさそうであった。それどころか、共産主義と資本主義の違いなどにはまったく興味を示さなかった。

それでも私の体験した学生運動の話を続けたが、話しながら私はふと、気がついた。彼らの思っている学生運動という言葉は私の言う〝学生運動〟とは違うのではないか？　そこで改めて「私が今しゃべったような学生運動って知ってる人は？」と、聞いてみた。今度は誰も手を挙げなかった。

先ほどの学生たちは「学生で運動をしていたので」手を挙げたのだ。「何の運動？」と一人に訊くと「サッカー」と答えた。

昔は子供が田舎から都会の大学へ行くことになると、「学生運動にのめりこまなければいいが」と、親は心配したものだが、そんな時代は遠い昔になったようだ。

大学の講義では、学生たちは興味がなくなったり、理解できない事柄になると私語を始める。ある日、教室で私語が始まったので、私は「黙れ！」と大声でどなってしまった。一瞬のことで後悔したが後の祭りであった。自分でも顔が引きつっているのがわかった。

教室中が凍りついたようになった。学生たちと私の間で緊張が走ったまま講義を終

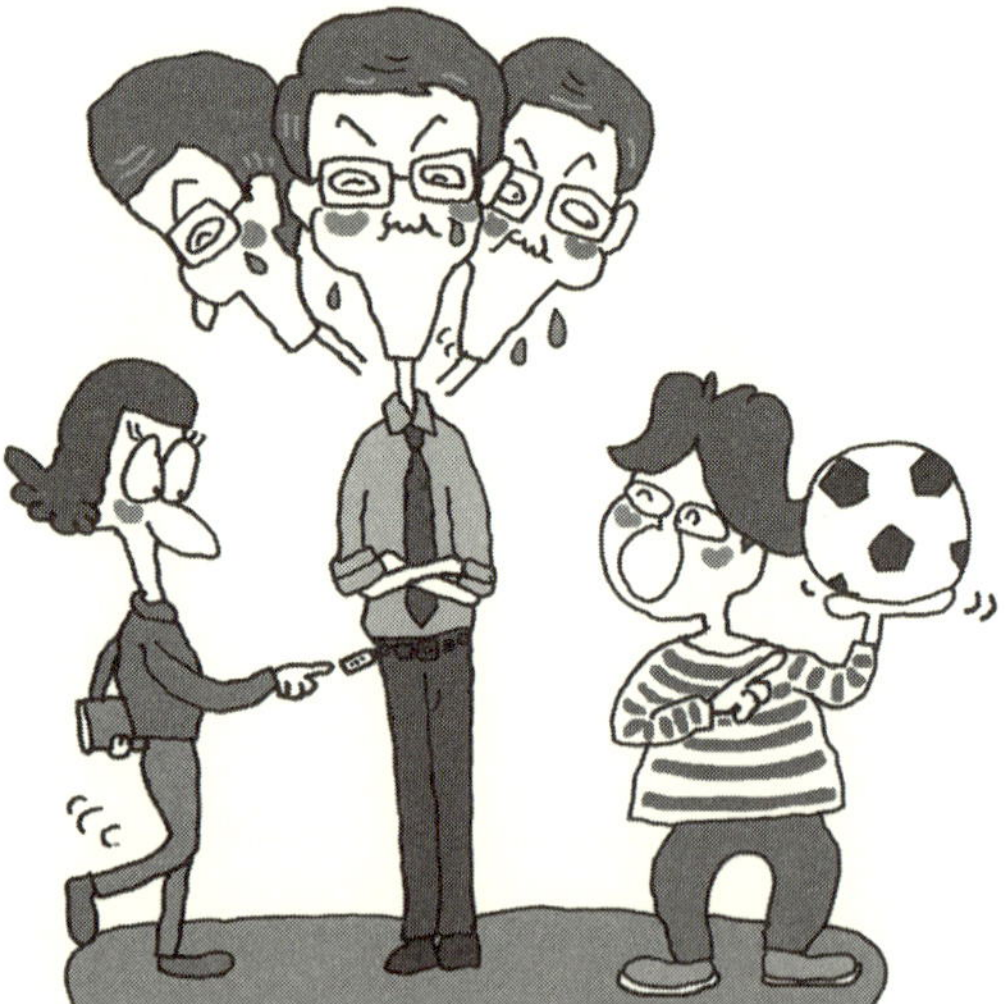

えた。

私は大勢の学生の中で仲間外れになったような惨めな気分になって、白板の文字を消して、パソコンをしまっていた。

そこへ勇気ある女学生が現れた。彼女は私に近づくと緊張した面持ちで「恐縮ですが」と、言った。私語にまつわる言い訳をしにきたと思った。たとえば「先生の今日の話、この前と同じ内容だったんです」とか「先生の白板に書く字が汚くて何を書いてあるのか読めないんです」とか言われると思った。私は言い訳を考え始めていた。

「恐縮ですが」と彼女はもう一度繰り返した。そして「先生のズボンの後ろにクリーニングのタグが付いていています」と、教えてくれた。

お母さん！　心配しなくても子供たちは優しくて、タフで元気です。（２０１４年）

御嶽山

この頃、思わぬ所に監視カメラが取り付けられているようだ。犯罪者は監視カメラに注意を払わなければならなくなったようだ。

しかし人はいつでも誰かに監視されているような気がしているものだ。その人の倫理観や道徳観がそう思わせるのだ。

私が信州で育っていた頃は駒ヶ岳や御嶽山に見張られていたような気がしていた。成長して、山脈が見えない場所で生活するようになると、時折嘘をつくようになった。

信州から名古屋へ向かう中央高速道路は下り坂である。母が風邪を引いたと知って薬を届けた帰り道で、車の右に聳えていた駒ヶ岳が見えなくなったところで警察に捕まった。二十年前の五月の終わりの木曜日だった。新緑の中を気分よく走っていた。

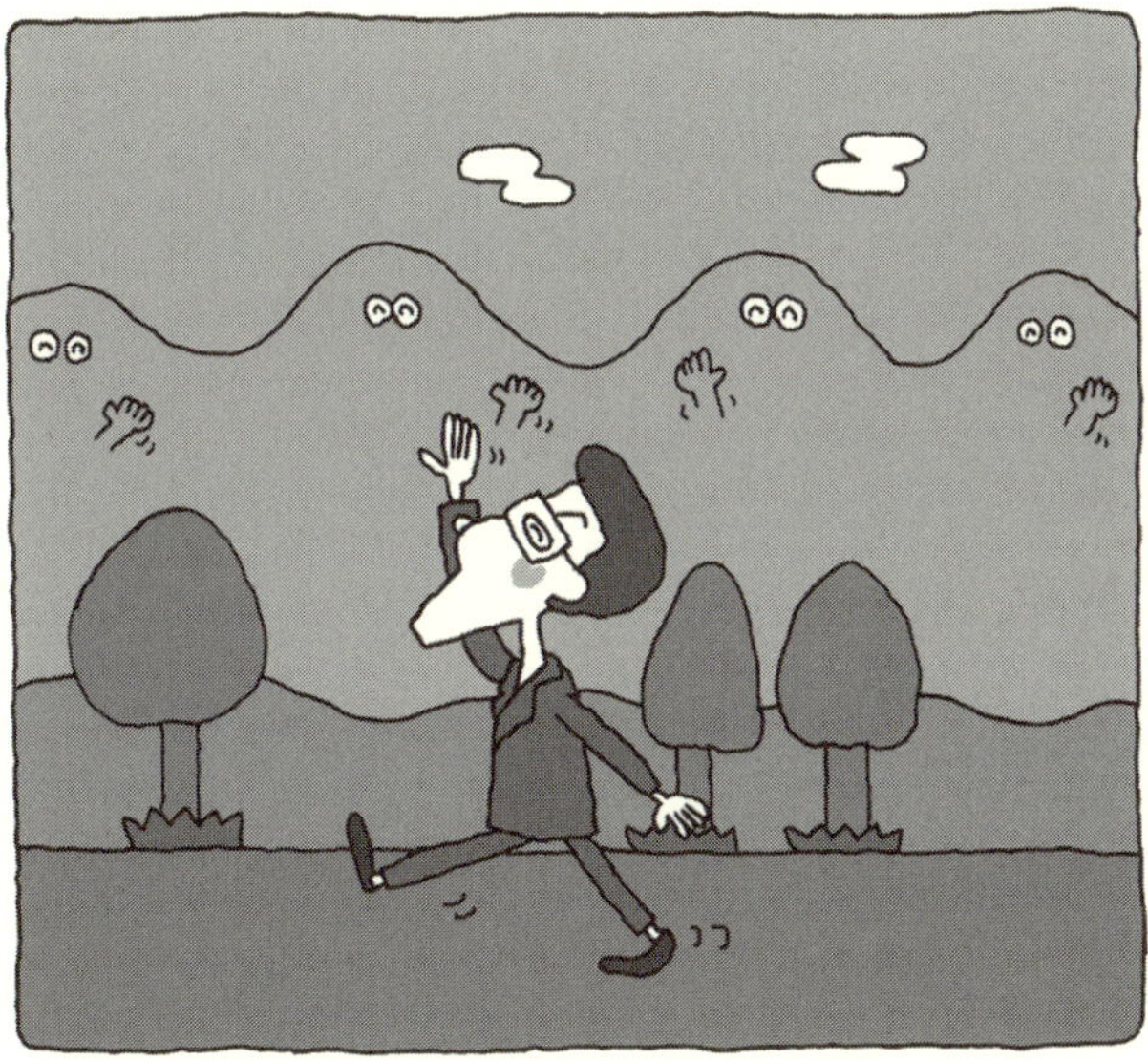

制限速度が八〇キロのところで一〇七キロの速度で走っていたとお巡りさんに言われた。今でも正確な数字を覚えているのは、二〇キロを超える速度違反であったからであった。

私は若いお巡りさんに、「患者が待っているので急いでいました」と咄嗟に言ってしまった。「そういう急いでいる時はパトカーが先導します」と言われた。私は、急いでいなかったので、交通違反切符を持たされて、裁判所へ出頭する羽目になった。

若手の教授であった頃、ある財団の理事会の後の懇親会で話しかけてきた議員がいた。「先生の大学の教授と懇談会を持ちたいので、若手の教授を数名集めてもらえませんか」。

私はその頃はまだ若かった二人の教授に声をかけてホテルの喫茶店で待った。しかしその人は二時間待っても現れなかった。お願いしてホテルまで来ていただいた教授の先生方に申し訳ないことをした。

二日後に約束をすっぽかした人が大きな手土産を三つ下げて現れた。「すみませんでした。熱が出て意識がなくなってしまいました」「熱が出ても電話ぐらいはできただろう！」と私は怒った。「モー一回機会をつくってください」と言うので、私は更に怒った。「私たちは超忙しいんだ。分刻みの生活の中から三人のスケジュールを調整して会合を持つなどということはもう二度とできない」。

彼はひたすら恐縮していた。

私は一呼吸置いて尋ねた。「ところであなたはどんな仕事をしているの？」「たとえば先生の交通違反なんか、私が一言いえば何とかなります」

私は咄嗟に言った。「それじゃ、もう一回やろう」「先生たちは忙しいんじゃないですか？」「何とかするよ」「三人でもですか？」。その頃三人は暇を持て余していた。

私たちは、結局彼と会食をしたが、彼を利用する機会のないまま、次の選挙で彼は落選してしまった。

大学の近くに丘がある。先日学生を連れて上ってみると、丘の上には山岳信仰の神社があり「御嶽山」が祀られていることを知った。

御嶽山の分身が、近くで私を見張っていたことに、今まで気がつかなかった。（2014年）

それはよく存じております

昨年のお年玉年賀葉書で当たった記念切手を郵便局からもらって来たばかりだというのに、もう来年の年賀状の準備をする季節になった。今年は年賀状の中から当選番号を拾い出すのが簡単だった。当選番号が少なくなったのが原因だと思われる。インターネットの普及で年賀状の売れ行きそのものが落ちているそうだ。

「新年あけましておめでとうございます。昨年の先生のあのことは黙っておりますのでご安心ください」。私が若い頃に先輩の医師に出した年賀状である。「あのことって何よ?」と奥さんに問い詰められるだろうと予測して書いた。

先輩も「あのことって何だろう?」と思い悩んだそうだ。

同じ頃、夜の街へ出かけて次の日、酔いが覚めぬまま大学病院へ出かけると、顔見

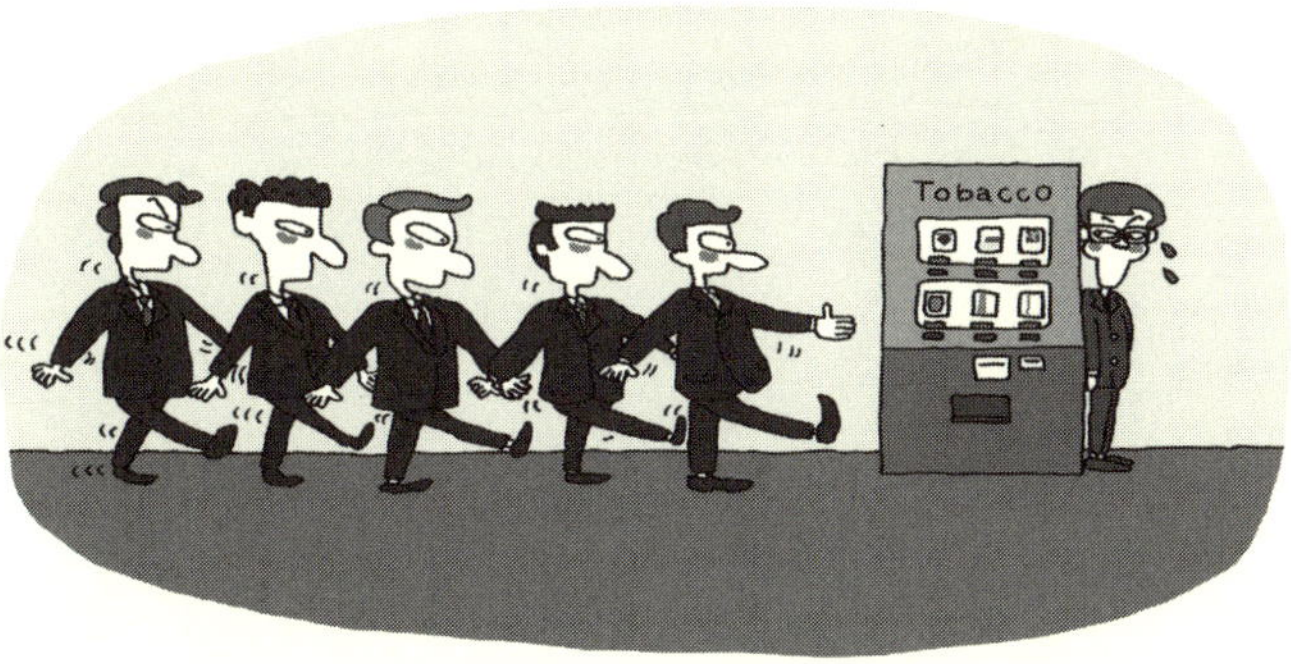
Tobacco

知りの新聞記者と廊下ですれ違った。すれ違いざま「先生、ちょっと」と言って私を呼び止めた。窓際に私を連れてゆくと、耳元で囁いた。「先生のあの件は私の胸に納めておくので心配しないでいいですよ」と言って内容は教えてくれなかった。私は「あの件って何だろう」と思い悩んだ。

人はうしろめたさを抱えて生きている。そして最悪の事態を考えるものだ。

数十年前に大学に家宅捜査が入ったことがあった。よほどのことがない限り警察は大学構内には入らないが、その時期は刑事が院内に来るという噂があった。

私は当時煙草を吸っていた。大学病院に煙草の自動販売機があった頃のことである。医者が煙草を吸いながら患者を診ていた時代があった。

私は自分の部屋から出てタクシー乗り場に急いでいた。玄関から黒服の集団が病院へ入ってくるところだった。ネクタイを締めた五、六名の男たちは玄関から差し込む夕日を背に隊列を組んで院内を進んでいた。

私は彼らと何気なくすれ違うはずであった。

黒い服装の集団の隊列が横一列から縦になった。玄関から吹き込む風にスーツの裾をなびかせて私に向かって来るような気がした。私は過去のどこかで刑事に逮捕されるような罪を犯していただろうか？　不安がよぎった。

私はとっさに煙草の自動販売機に身を寄せた。顔を隠して彼らをやり過ごそうとした。集団を横目でにらみながら背広から金を出すふりをしていた。

彼らは明らかに私を目指していた。

黒の集団は自動販売機を包囲するようにして私を取り囲んだ。

「井口先生！」年配の一人がスーツの内ポケットに手を入れた。そして取り出したのは名刺であった。

「田所製薬の所長ですが、このたび転勤してきましたのでその報告に参りました」。

刑事の集団ではなくて製薬会社の所長が所員を連れて挨拶に回っていたのだった。

「紛らわしいことをしないでよ！　俺は何も悪いことはしていない」と私が言うと、所長は言った。「それはよく存じております」（2015年）

事故

私の家の駐車場の前は二車線の道路である。駐車場から出るときは、身を乗り出して左右を確かめて右に回る。隣の家の角がT字路になっている。そのT字路を更に右へ回って毎日出勤している。

私は、T字路で直線方向から右へ回ろうとウインカーを出していた。そこへ軽乗用車が右側の道路から現れて停車した。その車も右折のウインカーを出していた。中年の女性のように見えた。しばらくの間にらみあいになった。そういう場合、T字路の前で止まった車が先に回り、そのあとで私の車が右折するのが妥当だと思われた。そこで私は彼女の車を優先するべく停車していた。

しかしその女性は身を乗り出して当方の態度をうかがっていて動く気配がなかった。

私は「お先に回って行ってください」と手で合図をするのは面倒であると思い、彼女の車を遠巻きに迂回するように回った。

大回りになったので、車の左のフロントが何かに当たって、摩擦を生じたらしかった。T字路に向かってくる道路の道端には電柱が立っている。私の車はその電柱に接触してしまったようだが、何かに擦っていることは感じたものの、ゆっくり用心深く右折した。

「たいしたことではないだろう」とそのまま通り過ぎて数日が過ぎた。

ガソリンスタンドのお兄ちゃんから車の前方が壊れていると知らされて、こわごわ見ると、擦過傷ではなくて明らかにへこんでいた。修理屋へ持っていくと広範な傷であり、修理に四十五万円かかると言われた。車と電柱は「用心深く、ゆっくり」接触しても「強引に」接触しても壊れ方に差はないようだった。

「ちょっとした不注意だけだったのに」と悔やんだ。悔やむに悔やみきれなかった。

修理のために一週間かかると言われた。こんな日のために代車のための保険に入っていた。

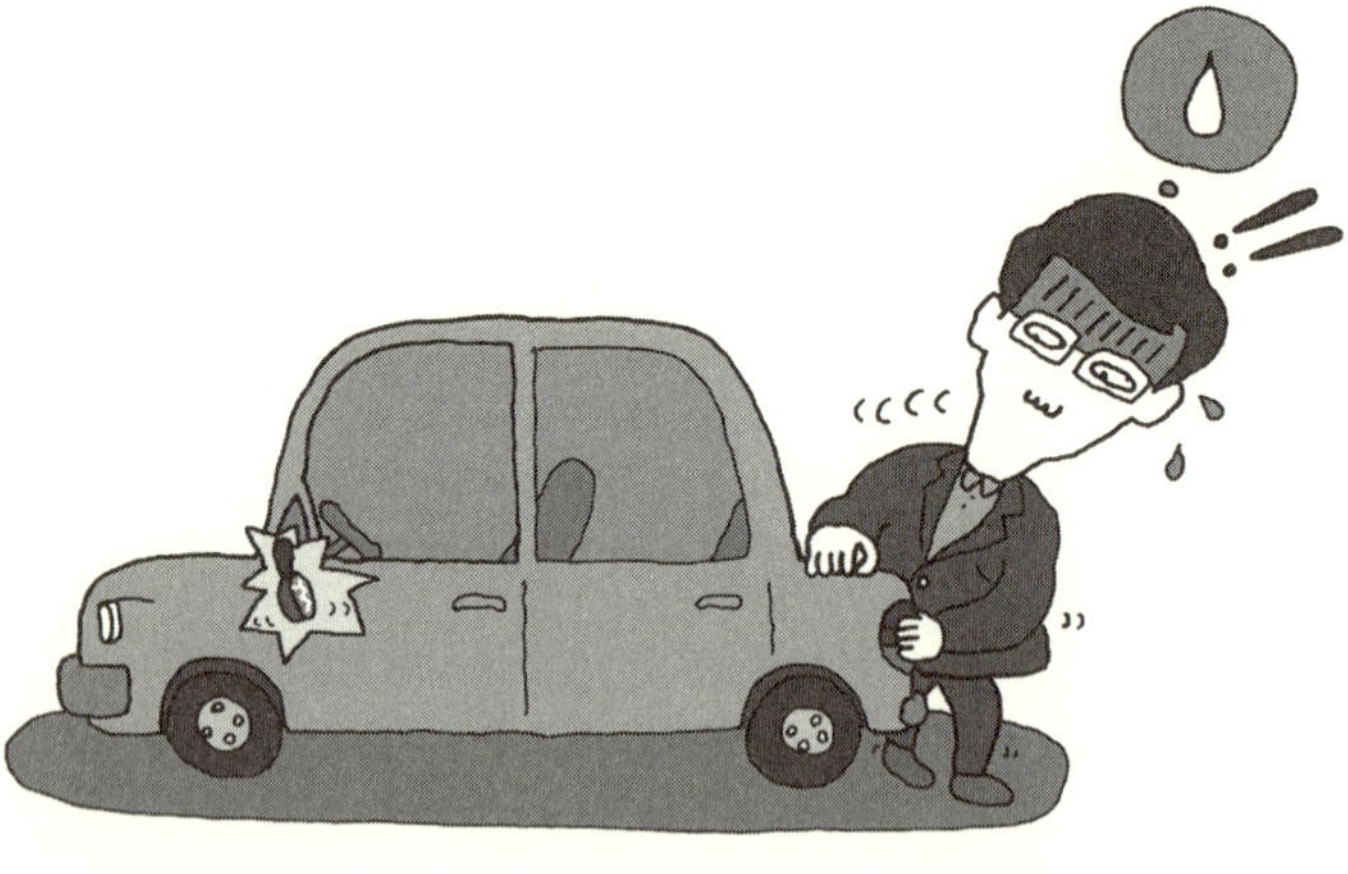

「あいにく今、同じ車種の代車がなくて」と修理屋に謝られた。私には未体験の車種であった。

代車に乗って二日後、駐車場へバックで入れるときに左前方のサイドミラーが左の壁に擦れそうであった。もう一度前進してバックするのは「道路には車が来るかもしれないし面倒である」と、思った。私は車が壁らしきものに触っている間、擦れていることは感じていたが、用心深くゆっくりとバックした。

車から降りておそるおそる覗いてみると、サイドミラーが壊れていた。

車と壁は「用心深く、ゆっくり」接触しても「いきなり」接触しても同じように壊れるらしい。

代車の代車を借りる保険には入っていなかった。

「ちょっとした不注意だけだったのに」と悔やんだ。悔やむに悔やみきれなかった。

（2014年）

手順前後——超高速・新幹線とんぼ返り

八月十日頃に台風が中部地方へ上陸することが、八月六日ごろから報道されていた。私は、八月十日はカナダへ行くことになっていた。

台風の予測は大げさなことが多い。だからそれほど心配していなかった。

しかしその時の台風の予測に限って正確であった。日が経つにつれて十日の正午には中部国際空港セントレアを直撃することが確実になってきた。

八月九日（土曜日）

テレビでは大型台風が日本へ接近していることを特別番組を編成して朝から流していた。「身の危険が迫っている台風」などと繰り返していた。

私が乗る便は次の日のＡＮＡで、セントレア空港から成田へ十四時四十分に飛び立つことになっていた。成田からはエア・カナダ便で十七時に出発する予定であった。台風が正午に名古屋へ上陸することになると、セントレアからの成田行きは欠航になる可能性があった。それに身の危険のある台風の中をセントレア空港へ行けるかどうか心配になった。私の不安は徐々に深刻さを増していった。

二十五年前の夏のアメリカ旅行を思い出した。

先輩とアメリカの学会へ行くことになっていた。私は先だってニューヨークへ行き、ニューヨークで落ち合い、そこから一緒にセントルイスへ行く予定であった。

私はかつて留学していたラボを訪ねて三日後にケネディ空港で彼を待ったが、現れなかった。セントルイスでも現れなかった。旅の最後にハワイを楽しんで帰国することになっていた。

大阪行きの飛行機に乗る時にホノルルの空港でばったり出会った。先輩は当時の名古屋空港から成田への便が欠航になってしまいニューヨークへ渡れずに、先にハワイへ着いて私を待っていたということであった。

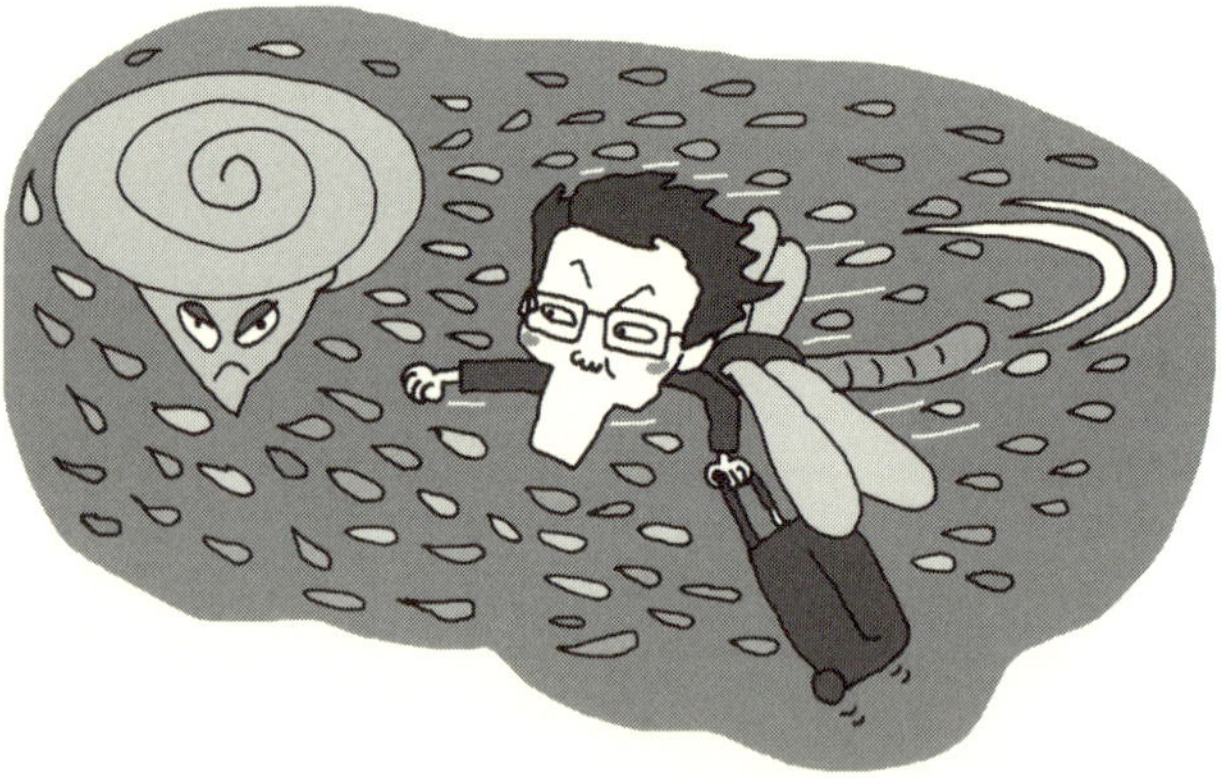

十五時：私は決心した。東京へ泊まり、次の日に成田へ行くことにしたのである。その日のうちにタクシーで名古屋駅へ行き、新幹線で東京へ辿り着けば次の日には確実にカナダへ離陸できる。東京のホテルの予約を取った。お盆の前でホテルの予約は簡単だった。そして名古屋駅までのタクシーを予約した。

十六時：大急ぎで荷物をつくりタクシーに乗った。幸い新幹線の運行はまだ台風の影響は受けずに順調であった。

十九時：新幹線は大雨の静岡を通過して東京へ着いた。ホテルの部屋からＡＮＡへ名古屋―成田間のキャンセルの電話をした。

そこでＡＮＡの女性から衝撃的な情報を得た。

成田から乗るには最初からの順をたどってキャンセルして、改めて予約する必要があるというのだ。そうしないと、成田からの途中乗車はできないと言った。名古屋から乗らないと成田からも乗れないというのであった。国を出るということは簡単ではないことがわかった。

航空券はカナダを経由して手配したものであった。カナダはその時間は深夜であった。深夜ではキャンセルはできそうもなかった。

二十時：重いトランクを引きずってホテルからタクシーに乗って東京駅に着いた。大雨の静岡を通過して名古屋へ戻った。

そして、今は二〇一四年九月十二日である。

真実は八月九日の十五時にタクシーを予約する前、ＡＮＡへ電話をしたのであった。その時上記のような事実を知って私の東京ホテル泊の妙案は中止になった。

八月十日は予測されたような台風であったが、ＡＮＡ機は予定通り雨の中を成田へ向けて離陸した。

今、私は今カナダから帰り、時差に苦しんでいる。（２０１４年）

排尿後尿滴下

この頃モーニングを着る機会がなくなった。一昔前には結婚式には必ず仲人がいた。この頃は結婚式で仲人を置くことが少なくなったようだ。

私のモーニングは衣替えもせずに紙箱の中で長い間納まったままである。

私は教授になってしばらくしたころに初めての仲人をやった。教会での結婚式であった。私は式の直前に小便がしたくなった。

白い手袋をとってトイレへ行った。

慌てていたので排尿後尿滴下尿がモーニングの股から膝の所にかけてかかった。私はハンカチで前を隠して廊下を歩いて式場に戻った。

加齢とともに尿の切れが悪くなる。泌尿器の教授によると、排尿後に尿道に残って

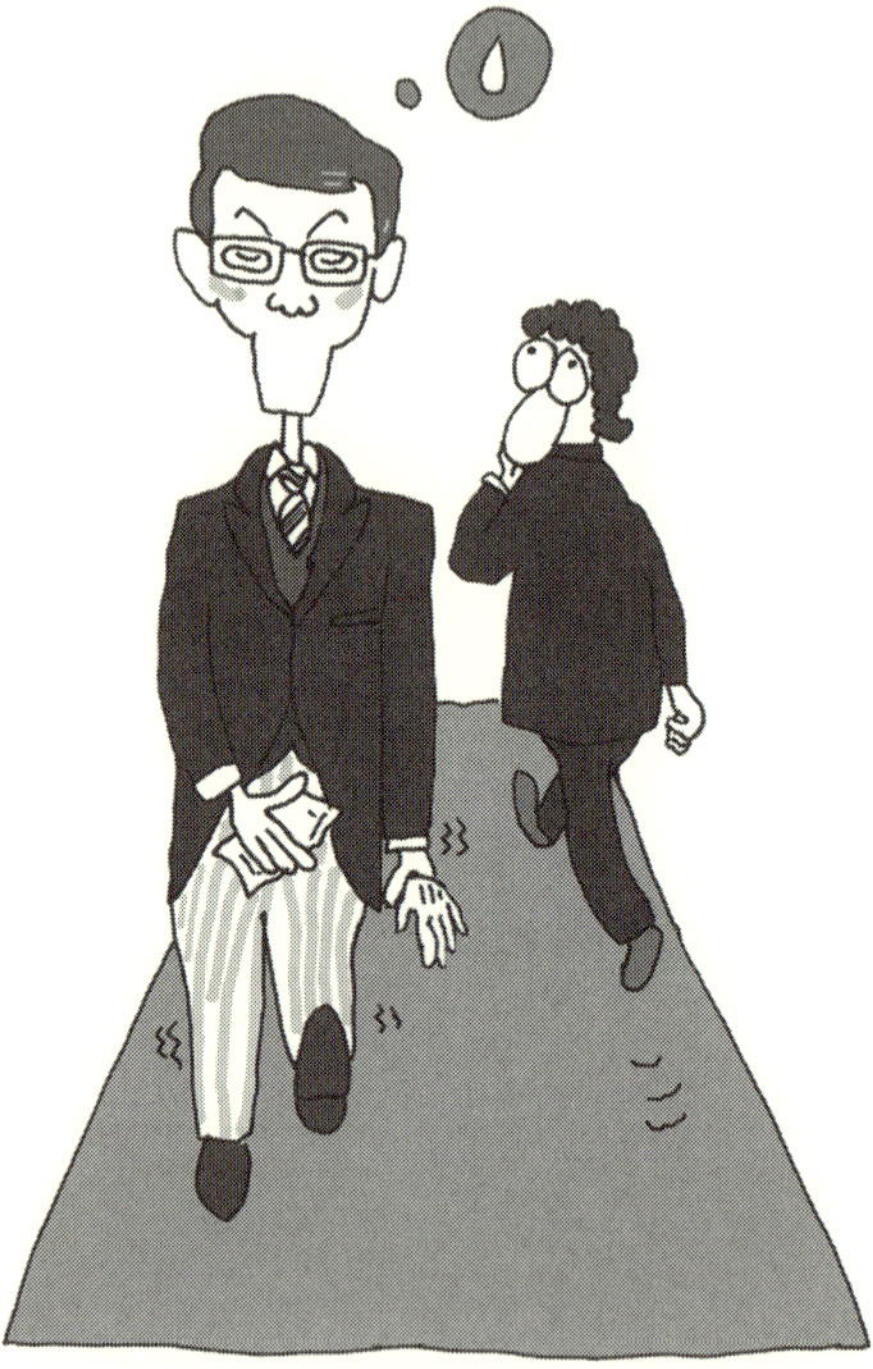

いた尿が水滴のようにズボンをぬらす症状を「排尿後尿滴下」というそうだ。加齢現象の一つであるが、比較的若くてもこの症状を訴える人は多い。

排尿後尿滴下尿はズボンの中におさまった場合、尿は大腿部から下腿部にかけて冷たく流れ落ちる。「今そこを流れている」という流れの先端を、感覚として自覚できることが多い。人生のうちには「気持ち悪～」と感じることはいくつかあるが、この感覚は最も不愉快なみじめさが伴う感覚のひとつである。

多くの場合、右か左の一方で両側を伝わり落ちることは少ないと思われる。ステテコは流れを布に染み込ませる働きをすることにより「ひやりとした厭な気分」を軽減させることに役に立つ。

ズボンの外側に滴下した場合には、目立つか目立たないかはズボンの色による。黒のズボンではほとんど目立つことはない。紺の場合、意識して見つめられない限り見破られない。しかしモーニングのようなねずみ色のズボンを濡らした場合は、誰でもわかってしまう。尿は黒いシミになって大腿部一面を覆うことが多い。時には黒い線状になって地図状を呈する。

表面をさっと濡らすだけなので数分で乾いて他人に目をつけられることは少ないが、教会での結婚式の仲人に生じた場合は隠すのが難しい。新郎新婦を真ん中にして仲人が両側に立って、招待客の前に立つからである。私の場合、なるべく横向きにして両足をちぢめていたが、全員が私の下半身の水玉模様を注視しているような気がした。

手には讃美歌の歌詞を抱えていた。

私は歌誌を次第に下げて太ももを隠した。

なぜ女は男より長生きするか？「女は座って排尿するが、男は立ってするからだ」と珍妙な説を県会議員から聞いたことがある。

私は、この頃他人が見ていないトイレでは座って排尿をするようにしている。（2014年）

白い巨塔

テレビを眺めていると、韓国ドラマがでてきた。医学部の教授会の場面をやっていた。

俳優たちの演じる教授がいかにも教授らしくて、登場する人物が皆悪人に見えた。某医局の教授が次年度に退官するのに備えて次期教授を選考するという筋書きのドタバタ劇であった。助教授が義父と諮って金で票を集め、他大学からの教授移入を画策する派閥が蠢めいていたりしていた。

権謀術策の渦巻く世界の話はどこかで見たような気がしたが、すぐに韓国版の『白い巨塔』であることがわかった。韓国とかつての日本の大学医局が似ていたので、このようなリメイク映画がつくられたのであろう。医学部教授は悪徳教授ばかりである

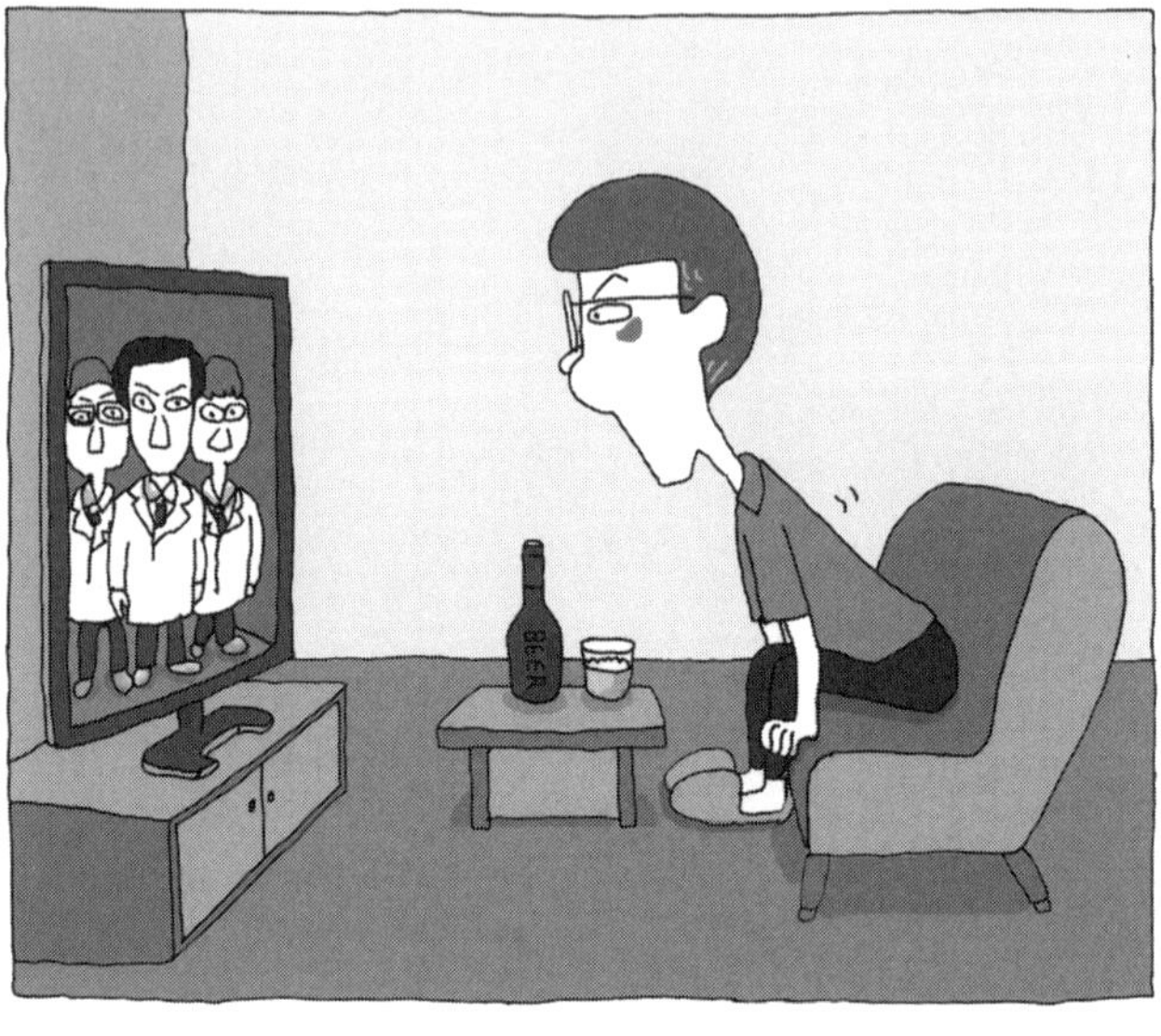
BEER

というイメージは韓国でも同じらしい。

医学部教授会は悪徳教授の集まりであるという山崎豊子の思い込みは、原作が書かれてから半世紀以上も経った現在の日本でも根強く残っている。

パソコンの古い記録を眺めていると、十数年前にある教授の祝賀会で私が述べた挨拶の原稿があった。その頃は国立大学が法人化された時期で、医学部全体が浮き足立っていた。

私は以下のような挨拶をしたらしい。

「教授就任おめでとうございます。この時期に教授になられて、ご苦労様でございます。

教授を巡る環境は昔に比べてひどくなっています。いつの時代でも医学部教授が世間から善意で迎えられた時はありませんでしたが、この頃はその傾向がひどくなっているように思われます。

たとえば昔は教授が人事権を行使するとはけしからんと言われていました。この頃は人事権を発揮して医者のいない病院へ医者を送れと言われています。

医学部教授には山崎豊子の小説に出てくる「白い巨塔」のイメージがありました。今でも権力を駆使して医局員を支配することにより、個人的な野心を満たそうとするのが医学部教授であると勘違いしている人がいるように思えます。

しかし今や教授はそれどころではありません。

権力などを振るおうとすれば医局員は誰もいなくなってしまいます。

教授は教授であるというだけでは誰にも尊敬されません。

私も実際に教授になってみて、想像していたものとはかけ離れているものであることがわかりました。

私の経験によると、教授という立場に立つと、自意識過剰に陥り、自分と世間の距離がわからなくなり、情緒不安定になります。

他人にきついことを言うようになるのは、他人からきついことを言われると必要以上に傷つくことによる自己防衛であります。怒りっぽくなり、被害妄想に陥りやすくなりますが、これらは欝の症状であると同時に老化の兆候であります。

教授になると老化が早く進みます。

私の同僚は新聞に載せる写真に十年ほど前の写真を使っております。

だから今のうちに顔の写真を撮っておくことをお勧めします。

簡単ではございますが、これで私のお祝いの言葉とさせていただきます」（2013年）

本当に？

私が医者になってからの最初の学会報告は地方会での症例報告であった。上司の先生に「報告せよ」と命ぜられた。学会報告とは権威のあるものであるはずであった。地方会といえども患者が入院して、退院して、その間に簡単な手術をして、病理医から「珍しい」と言われただけで「学会に報告する」というようなことはやってはいけないことだと思っていた。研究の報告は事実の羅列ではない。それに演題の締め切りは明日だという。私は断ったが、「まーまーそう心配しなくても、気楽にやろうよ」というようなことでしぶしぶ承諾して発表する羽目になった。

発表までの数週間で、世界中の症例報告をまとめることはできなかった。スライドの枚数も三枚もあれば十分だった。発表時間は七分だったと思うが、五分も持たなかった。「本当かい？」と言われてしまうのではないかと心配だった。

学生時代、先輩の医者に健康診断に連れていってもらい初めて血圧を測った時、受診者に「本当ですか？」と聞かれた時のことを思い出していた。

地方会での報告は「肛門に卵巣の良性腫瘍ができた」というものであった。発表が終わると座長が言った。「本当ですか？」。私は深く傷ついた。

私は上司に抗議した。「だからイヤだって言ったでしょう！」。しかし上司は言った。「本当に珍しかったので、本当に？　と聞いたんだよ」。

私がその頃バイトで通っていた病院は高い丘の上にあった。緑に囲まれていた。事務員も看護師もみんな優しかった。

私は大学を出たばかりで若かった。数年先輩のS先生もその病院で週に一回バイトをしていた。私たちは貧しかった。事務員が仲間を集めて宝くじを買った。S先生と私も仲間に入った。集団で連続番号を買うので中には、当たり券が出ることもあった。

その時は一〇〇万円の当たり券が私たちの買った連続した番号の中にあった。

事務の人たちが調べた結果、彼らに該当者はいなかった。私かS先生のどちらかに渡ったに違いないという結論に達した。

私は希望に燃えた。チケットは家の机の引き出しにしまってあった。病院に持ってゆくと私のものは当たりではなかった。

残る可能性はS先生一人になった。先生所有の券が当たりである確率が高まった。先生は皆に宴会を約束したので、病院の希望の星になった。

しかし先生はチケットを失くしてしまっていた。奥さんと二人で日曜日に一日中かけて家の隅々にわたって探した。

そういう場合、多くは徒労に終わるものだが、出てきた。先生は勇んで病院へ持参した。しかし外れ番号であった。

先生は茫然として「本当に?・」と言った。(2013年)

学生と老人

区役所の講堂への階段を上っていると、途中で「先生！」と下の方から呼び止められた。下を向くと私を見上げている女性がいた。二月の中旬で薄曇りの日であった。「とぼとぼ歩く姿が井口先生じゃないかと思って」と、女性は階段で立ち止まって腰を伸ばして言った。私は「とぼとぼ」という形容詞が気になった。「僕はね老人になったからとぼとぼ歩いているのではない。昔から後ろ姿には生活感が滲み出ていると言われていたんだ」と肩で息をしながら答えた。そして彼女が私のところまで上って来るのを待って二人でとぼとぼと階段を上った。

二階にある講堂で「元気に老いる」という演題で私の講演が予定されていた。

会場へはエレベーターもエスカレーターもなかった。聴衆は全員階段を上らなければばならなかった。階段を上れない人は私の講演を聴くことはできなかった。

受付には多くの女性が集まっていた。遠方から眺めるとカラフルな女性の集団であった。

近づいて見ると「老人ばかりだね」と思わず言ってしまった。「老人クラブですからね」と、着飾った女性がニコニコして答えた。受付の辺りは華やかな雰囲気があった。

会場に入ると大勢の老人がいた。

私は大学生の講義もしているが、老人の集まりは学生たちの教室の雰囲気とは異なっていた。

学生は講義の前にはおしゃべりをしている。教室中がミンミンゼミが鳴くような騒がしさがある。老人の集まりにはざわざわとした騒がしさはなかった。

学生たちはそれぞれが小声で囁きあっているつもりだが、多数の小さな声は教室中に反響する。しかし個人の話の内容はわからない。

老人は大きな声で私語をする。男性が私を見て、「あれが井口ってひとか！」と隣の人に大声で囁いていた。囁かれた隣の女性は無視しているように見えたが、しばらく経ってから「知らん」と言った。

講演の開始にあたって司会者が挨拶をした後で私を紹介した。「今日の演者は……」と言ったまま沈黙してしまった。私の名前を忘れてしまったのだ。会場から「イグチ！」という声が上がると、止まっていた時間が動き出した。

講演の最初に「皆さんこんにちは」と私が言うと全員が「こんにちは」と大きな声を出した。学生は「何言ってんの」という顔をして無視する者が多い。

話がわからなくなると眠るのは、老人も学生も同じであった。

私は認知症の診断に関する質問をした。「100－7はいくつでしょう？」と聞くと、「7」と数人が答えた。「ここは何階でしょう？」には全員が大声で「二階！」と答えた。（2015年）

インストール

自宅の近くのスーパーの帰り道、車でいつもと違う道を通ってみた。池の周囲に趣向を凝らした家々が連なっていた。広い庭に大きな松が植えてある家もあった。

この地域は森林が多いので突然宅地ができて町が出現することがある。

道路の幅は狭かった。対向車が来ないことを祈っておそるおそる走り抜けた。今までに出会ったことがない人々がその地で出会い、新しい地域社会をつくっていた。そのことを隣の地域に住んでいた私は知らなかった。走り抜けると見慣れた銀行があった。そして、馴染みの電気店が見えてくる。

家に帰ってパソコンを開くとプリンターが動かなくなっていた。電源を入れなおしても動かない。故障のようであった。

量販店で買えば安く手に入ることは知っている。多数の種類のプリンターが並んでいて店員に説明してもらえば、どれも良い機種のような気がして、どれも悪い機種のような気分になるにちがいない。

結局近くの電気屋から買うことにした。数年前はオヤジさんが一人でやっていたがこの頃では三十歳代のお兄ちゃんが主役になった。彼に頼むと老人に使い勝手よさそうな機種のパンフレットを持ってきて、「これがよさそうですね」というので、「それにする」という具合に決まる。

使えなくなったプリンターや段ボールは持って帰ってくれる。インストールもしてくれる。

それに我が家に起こった電気のトラブルも頼むことにしている。

私には今から親しくなっておいて、寝たきりになった時に何かのついでに家にきてもらい、「ちょっと、あの棚の上の本を取ってくれない」などと頼もうという魂胆がある。

量販店に比べて少々値段が高くても将来のことを考えれば安いものだ。

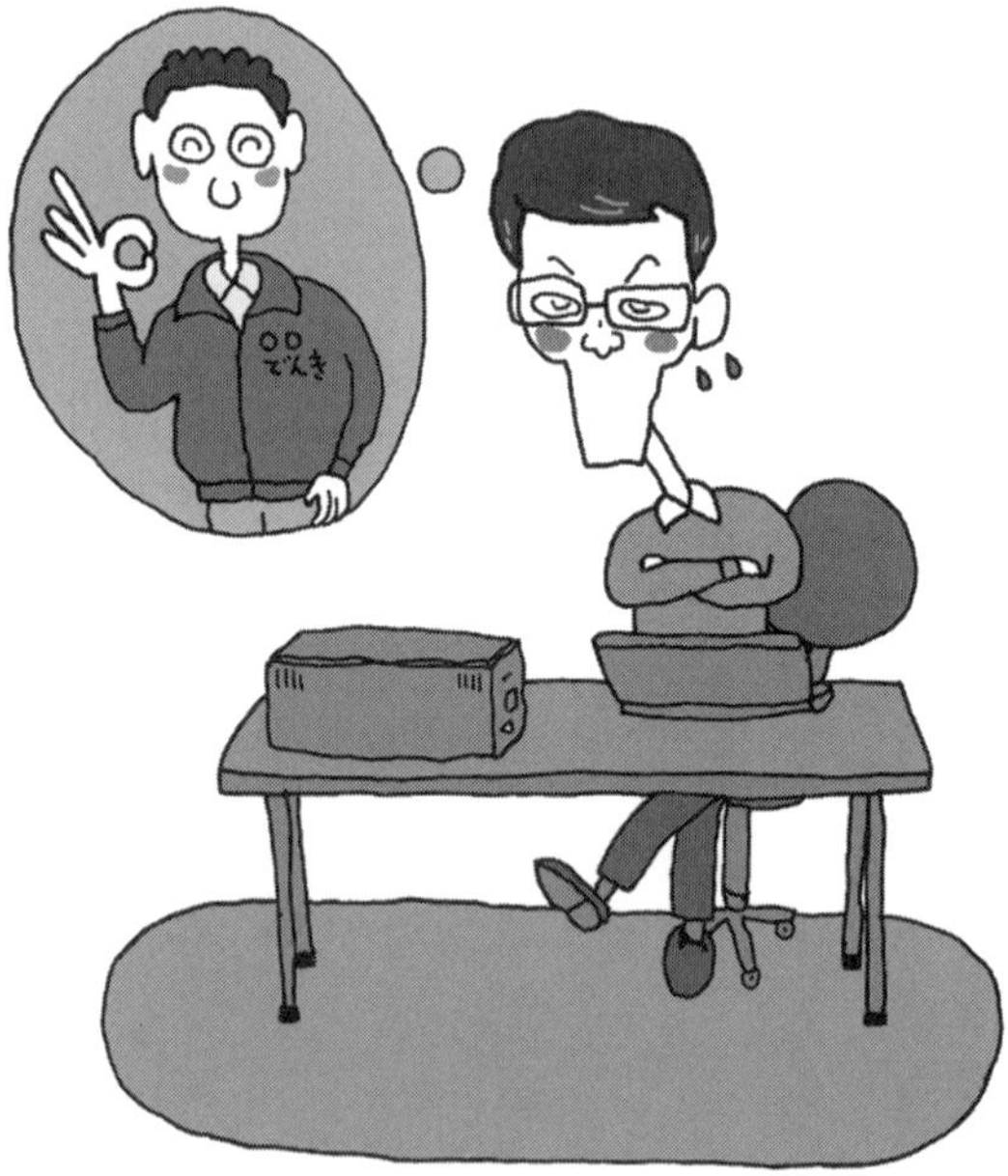
○○でんき

さて、インストールである。思ったより時間がかかる。待っている間に世間話もできた。彼はこの辺りでの横断的知識を持った唯一の知人である。「池のほとりの新興住宅街の道は狭いのに一方通行ではないんです。近頃の人はその道で対向車が来てもバックしないいんですよ」「大きな松のある家があるね。あそこの家どういう人が住んでるの?」「年寄りが独りで住んでいるんですよ。高い所の物を取ってくれとか、重いものをこっちに運んでくれとか、電気屋とは関係ない用事を頼まれるんですよ」

プリンターのインストールが終わった。パソコンのマウスが「コピー」の機能を果たさないのを直してもらうことにした。原因がわからないので「初期化してみましょう」ということになって、一定の前のところから初期化すると、マウスは直った。

お兄ちゃんの帰ったあとでプリンターを動かしたが、動かなかった。やったばかりのプリンターのインストールも初期化して帰っていったのであった。(2014年)

V 診療の日々

お腹の赤ちゃん

糖尿病の患者は正月を過ぎると血糖値が上がる人が多い。正月の間はご馳走をたくさん食べて体を動かさないからである。九十二歳の神崎さんも過去一〜二カ月の血糖値の平均を示すヘモグロビンA1c（HbA1c）が少し上がっていた。

「お餅を食べすぎたかな？」と私は訊いた。付き添ってきた息子の嫁さんが首を横に振って「おばーちゃんはお餅は食べないの」と言った。そして「ラグビー部の高校生だっていわれてるの」と言うので、「どうして？」と私が訊くと「マクドナルドのハンバーガーやケンタッキーフライドチキンが好きなの」と言った。彼女のHbA1cを上げたのはハンバーガーだったようだ。

「だからラグビー部の高校生っていわれるんだよね」と、横にいた看護師が相槌をうった。

看護師は妊娠していた。大きなお腹を抱えて鷹揚に動きながら患者の傍にいた。お腹の赤ちゃんがおばーちゃんになるまでには九十二年もかかる。看護師がいると患者も私もゆったりした気分になった。

国立大学病院の外来では個々の診察室に看護師が付くことはなかった。医師が患者を呼び込んで、診察をして検査室への道順の案内までおこなうのが普通であった。教授であっても例外ではなかった。

大学病院を定年になってから民間のクリニックや病院で外来診療をするようになると、看護師がついてくれるようになった。看護師と一緒に患者を診ていると、患者は医者よりも看護師と話をすることが多いことがわかった。採血の時や検査をする時に看護師に話しかけるらしい。不愉快だったことも愉快だったことも打ち明ける。愚痴も自慢話も看護師には遠慮なく話すようだ。

それに比べて患者が医者に病気以外のことをしゃべることは少ない。医者は何となく気難しそうに見える。忙しそうなので余計なことは訊いてくれそうにない。医者は

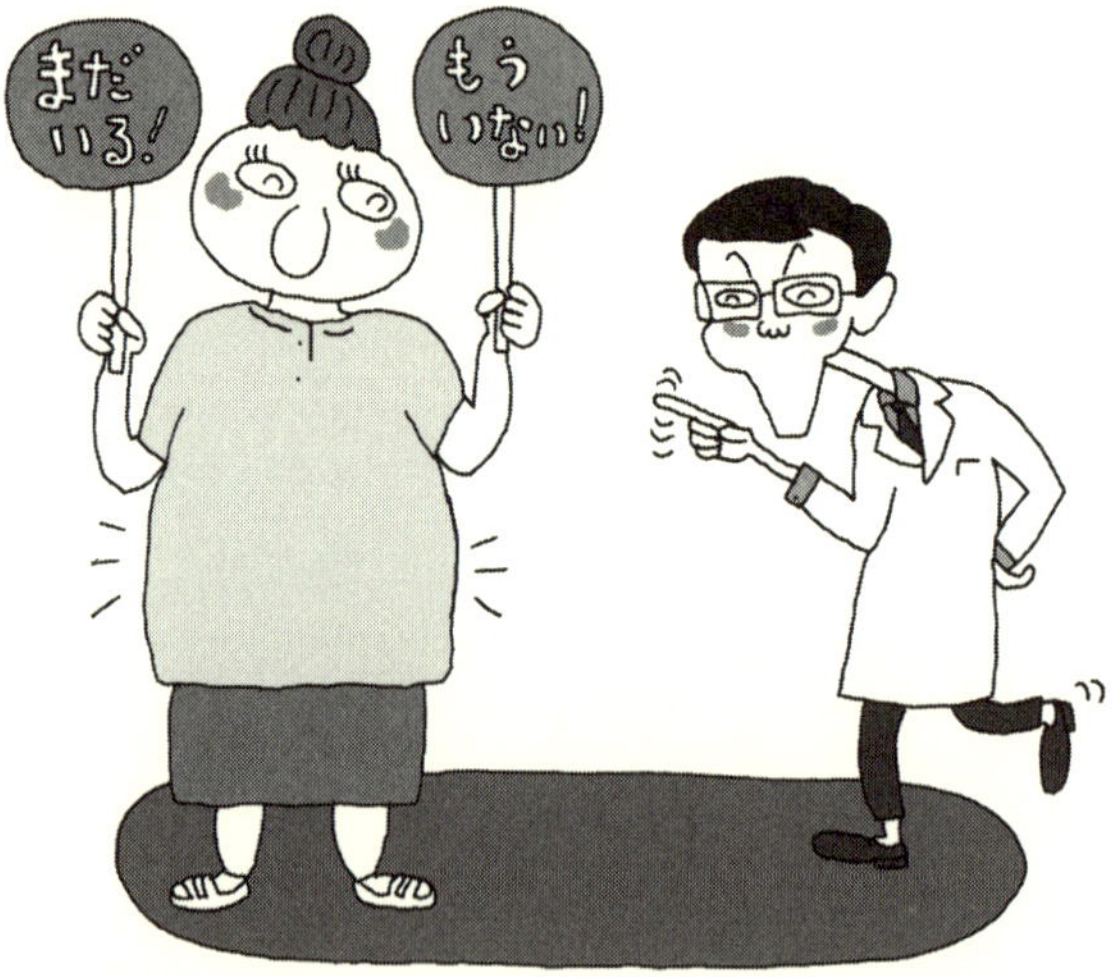
まだいる!
もういない!

自分の思い通りにならないと不愉快な顔をする。さらに医者に症状を告げるとすぐに薬を出す。などが原因と思われる。

私は長い間神崎さんを診てきたが、その日まで彼女が「ラグビー部の高校生」と呼ばれていることを知らなかった。

「この人ね」とファストフードが好きなおばーちゃんの嫁さんは言った。「大正生まれなのに、昭和生まれと間違われるの」。彼女は大正十二年に生まれているのだが、昭和十二年生まれに間違われるというのだ。

「だけど娘時代は戦争で、女盛りは介護の生活だったんだよね」と看護師が付け加えた。

この人たちの世代の青春は戦争の時代であった。戦後の食糧難の時代に五人の子供を育て、子供たちが手を離れた頃に夫が脳梗塞になって左半身マヒと言語障害が残ったという。それからは夫の介護をする生活が始まったそうだ。その夫も二十年前に亡くなった。そこから彼女自身の人生が始まったと、看護師が説明してくれた。

私の母親も大正十二年生まれであったが五十七歳で胃がんで死んだ。

私も六十九歳の時に食道がんで死を覚悟したことがあった。
彼女は私の母よりも三十五年間も長く生きてきた。今の私より二十年も長く生きているこ とになる。

「今が青春」と本人が言った。九十二年の山あり谷ありの人生を生きてきて辿り着いた心境だ。そして「こんな日が来るなんて夢にも思わなかった」と言った。

私は「長く生きるということは幸せになるということだ」と思い知った。

神崎さんが診察室を出た後で、私は看護師のお腹にいる赤ちゃんに視線を移した。するとわ「もう子供を産んでしまったんですけど」と看護師が言った。

出産しても看護師のお腹は大きいままだったので「お腹の中の赤ちゃんはいなくなっていた」ことに私は気がついていなかった。（２０１５年）

再会

肌寒くなり始めた去年の十一月の連休の頃から、病気のために半年間休診にしていたクリニックでの診察を始めた。一度は死ぬかと思ったわが身にとって、社会復帰できたことは、夢のようであった。ここに記すのは私と患者と学生たちとの再会の記録である。

八十八歳、女性‥

「先生！　生きとったか？　死んだと思っとった」。素直な感想であった。

八十二歳、女性‥

「先生のこと心配しとったよ。病気してから酒飲んでないの？」「飲んでない」「あんなに大酒のみだったのに、止めたの？」「うん、止めたの」「ご飯も止めたの？」「ご飯は食べてる」「ビールは?」「飲んでない」「かわいそう」「かわいそうかね?」「飲みたかったら飲んでいいよ」

五十四歳、男性：

「先生がいない間に、九〇だったのが八七になって八五になったけど、また八七になった」。体重のことであった。

七十八歳の女性：

「薬はどうしてました?」と、私が訊いた。「薬飲んだか飲まなかったか忘れてしまった。医者へ来るとき数えるけど、ようけ残っていた。なるべく飲まんようにしていたけど」

七十四歳、女性：

「この頃早寝早起きになって九時に寝て三時に起きる。先生、睡眠薬もらえん」。昼間でも眠くてしょうがないので、頭がすっきりする薬がほしいらしかった。「そういう頭をすっきりさせる薬は睡眠薬とは言わないよ」

七十四歳、男性：

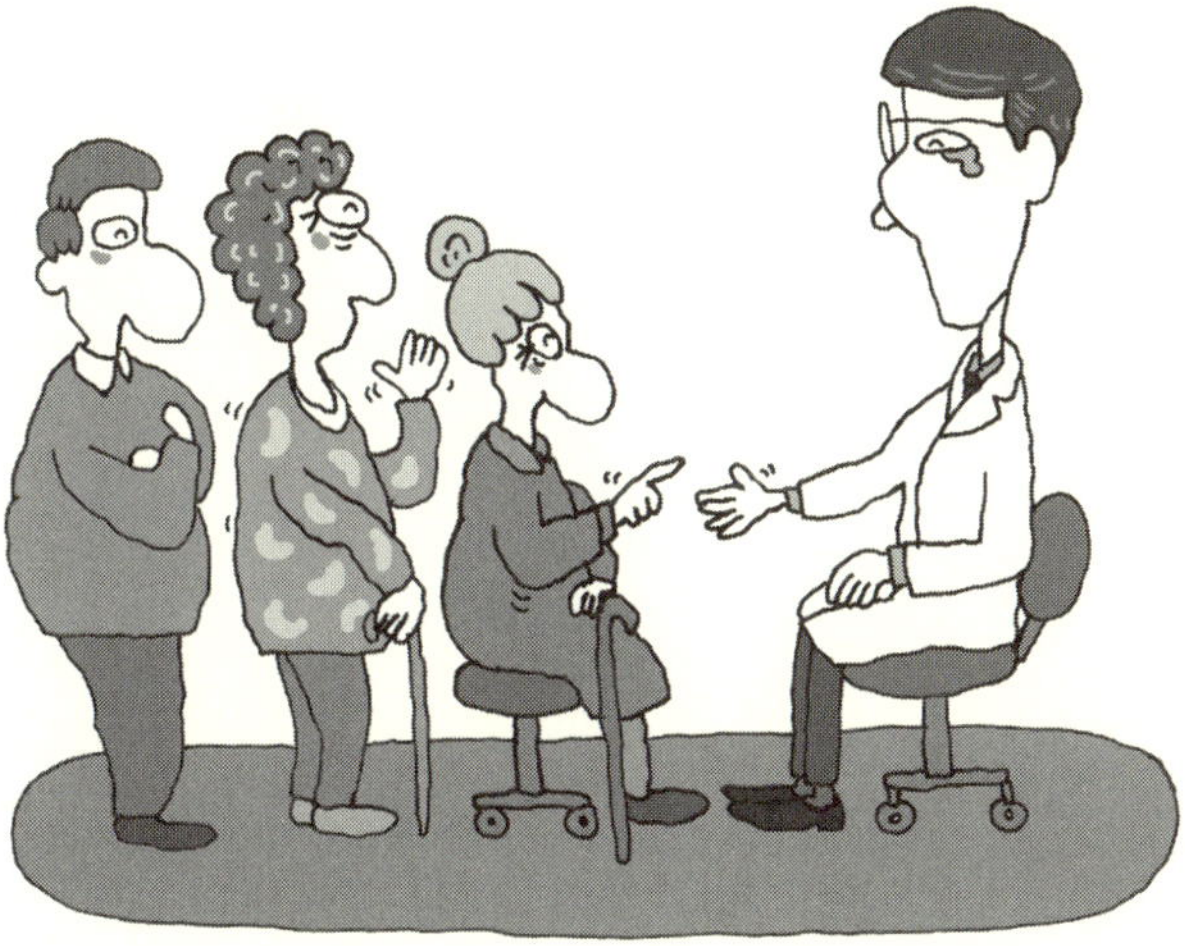

会社の社長をやっていたが、最近ではクルーズ旅行で世界を回っている。家にいるのは一年で半年ほどだそうだ。私がいない間もアジアを回っていたらしい。「外国はいいよ。女房と話をしなくていいからね」「でも、いつも奥さんと一緒に行ってるじゃない」「妻とは話をしない。海に向かって、うんとか、あーとか言うだけ。解放感があっていいよ」

七十五歳、男性‥

「いい女房だったなー」と、相変わらず十年前に亡くなった妻の思い出と共に生きていた。デイサービスへは行きたくない。老人クラブにも入りたくない。定年とは、人間社会からの仲間外れであると思っている。「毎日やることがないんだけど、こういうの暇っていうんですかね?」。人は気持ちが前に向かっていなければ、暇があってものんびり過ごせないようだ。

四十八歳、女性‥

糖尿病なので食事療法を守っていたはずであった。私の前に座ると勝手にしゃべりだした。「アーラ先生お久しぶり。私、何も食べてない、絶対に食べてないって。オヤツ、ちょっとだけ、お昼の後どうしてもね。やーだ本当のこと言っちゃった。おばさんはすぐ本当のこと言っちゃう」

二十二歳、女子学生たち：

私が突然入院した時に心配そうに見送ってくれた学生たちが、三月に卒業していった。卒業証書を授与するときに、眩しそうに私を見上げていた。四年前には過剰な自意識を持て余して入学してきた子供たちだった。時間も空間も無視して我が物顔にキャンパスを飛び回っていた。四年の間にうぬぼれも、少しの尊厳も捨て去るように教えられ、卑屈にならぬよう、被害妄想も持たぬように、そうしないと「どこも君を雇ってくれないよ」と、老婆心ながら囁く教官の言葉に素直に従って卒業していった。

卒業の祝宴で、私は悲しさのあまり両手で涙をぬぐった。「嘘つき！」と彼女たちは私の「ウソ泣き」をすぐに見破った。あの娘たちも、やがて必ずおばさんになる。

懇親会の帰り、夜空におぼろ月がかかっていた。

七十四歳、男性：

「この次は何時に予約します？」と看護師が訊いた。「朝風呂へ行ってから来るので十一時にしようかな。生きとりゃね」。近くの温泉で一風呂浴びてくるのが習慣になっているようだ。

六十八歳、男性‥

「友達は女ばっかり。体調良すぎて酒を飲みすぎ。ご飯はおいしいし」。絶好調の老人である。「今日はこれからカラオケ。明日は老人クラブの役員会。連休前ですね。関係ないけどね、ずっと連休だから」

暖かくなってきた。いよいよ五月の連休である。（2014年）

診療日記——おちかえる

二〇一四年七月二十四日（木曜日）

朝から暑かった。学生たちが思い思いの夏の服装で朝の構内を教室へ向かって歩いていた。七月の終わりは試験の時期である。

私は十時からクリニックで診察である。構内の一隅にクリニックがある。近隣の年寄りが集まってきた。

七十八歳の女性が診察室へ入ってくると言った。

「先生、元気そう。太ったね」。私は一年前に食道がんの治療で大学病院へ入院していた。放射線と化学療法を受けていた。私の病状を伝え聞いた患者たちは、私が再び彼らの前に現れるときはげっそりと痩せているに違いないと思い込んでいた。

しかし私を見ると予想に反して元気で顔色もよい。だから思わず、「若返った」と声に出してしまう患者が多くなった。実際に体重は五キロも増えた。腹もでてきた。文学部の教授が、老人になってから若返るのを昔は「おちかえる」と言ったと教えてくれた。

年をとってから若く見えるようになるのは「若返る」と表現するほどには「さわやか」ではなかったらしい。「おちかえる」という言葉は古代に使われた言葉であり、今では使われなくなったそうだ。

六十三歳の男性がアイパッドとアイホンを吊り下げて診察室へ入ってきた。膨らんだ腹部と同じような丸い目をしている。人懐っこい目だけ見れば若者のようだ。「この写真は今朝の朝食です。ハムと野菜炒めです」。アイパッドを専用のペンでつついて写真を見せた。「うまそうじゃないね」と言うと、「昔はコックをやっていたんですけど、一人ですからね。誰かがいれば見栄えよくつくるんですけどね」と言った。

彼は、パソコンはもちろんのことＩＴの機器は何でも使いこなす。

私が写真を覗いていると、「血圧の薬はまだ残ってるので、今日はいらんですわ。

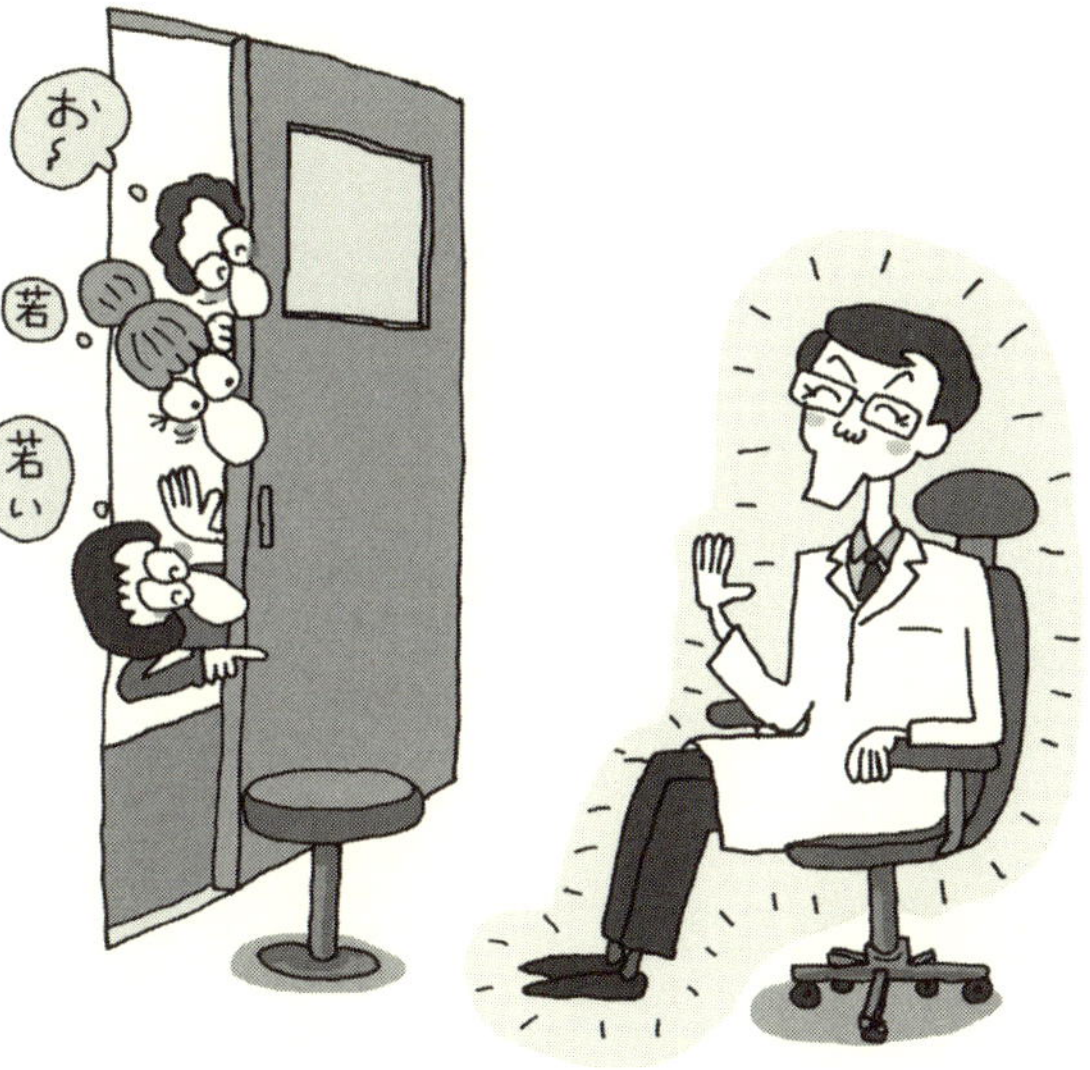
お〜
若
若い

これが家に残っている薬です」と言って、再びアイパッドの写真を見せた。「真面目に飲んでるんですけどね」と薬歴カレンダーの写真も取り出した。毎日飲んでいることになっていたが「なぜ残るんですかね?」と自分で首をかしげていた。

そこへけたたましい音が鳴ってラインの電話がかかってきた。ラインには若い女の子の写真が並んでいた。「もしもし」と目の前で話し始めた。「風呂付ですよ。キッチンもついてます」マンションに関する問い合わせらしかった。

しばらく私を無視して話していたが「今、診察中なんですわ」と言って電話を切った。「コックから不動産屋に変わったんですよ。写真はマンションを貸している女学生たちです」といって嬉しそうに笑った。

「ところで先生、血圧はどれが本当なんですか?」と今度はアイパッドの血圧の記録を取り出した。家で血圧を測るたびに違う結果が出るが、どれが本当なのだ? と私に聞いているのだ。

一日の気分が移ろいやすいように、どれもあなたの血圧だと説明しようとしたが再びラインが鳴って話をしながら診察室を出ていった。

午後になると更に暑くなった。老人に混じって二十二歳の女子学生がきた。元気がなかった。「この頃、朝はどうしようもなく辛いんです。昼には少しよくなるんですけど。夕方になるとまったくやる気がなくなる時があるんですけど、病気でしょうか？」「ずっとそうなの？」「いえ時々、そういう気分になったりならなかったりするんですよ」。私の経験によると、若い時は気分が揺れるのを苦しむものだ。そこで私が「誰だってそうだよ」と言うと「じゃ、私、病気じゃないんだ。先生ありがとう！」と、たちまち元気になって帰って行った。

「おちかえる」を『広辞苑』で引くと「復ち返る・変若ち返る」と書くそうだ。そして『万葉集』の例が引いてあった。「朝露の消《け》やすきわが身老いぬとも又復ち返り君を待たむ」（２０１４年）

痩せ

オリンピックに出ていた羽生選手がソチから帰ってきた。空港でインタビューに答えているのをテレビで見た。スケートリンクでは頑健そうだが、スーツ姿でいると、きゃしゃに見える。身長が一七〇センチで体重が五十六キロだそうだ。空港の民衆に混じってしまえば金メダリストだとはわからないに違いない。

私は若い頃から痩せていた。一七八センチで体重が五五キロしかなかった。こんな痩せでは、一生結婚ができないのではないかと、思い悩んだ時期もあった。

高校生の時、母親が心配して医者に相談に行った。私に隠れて医者に相談した母親は、「よく食べること」だと医者に言われて帰ってきた。私の「痩せ」が医者によって認定されたことは、私の肉体にたいする劣等感に追い打ちをかけた。肉体への陰性

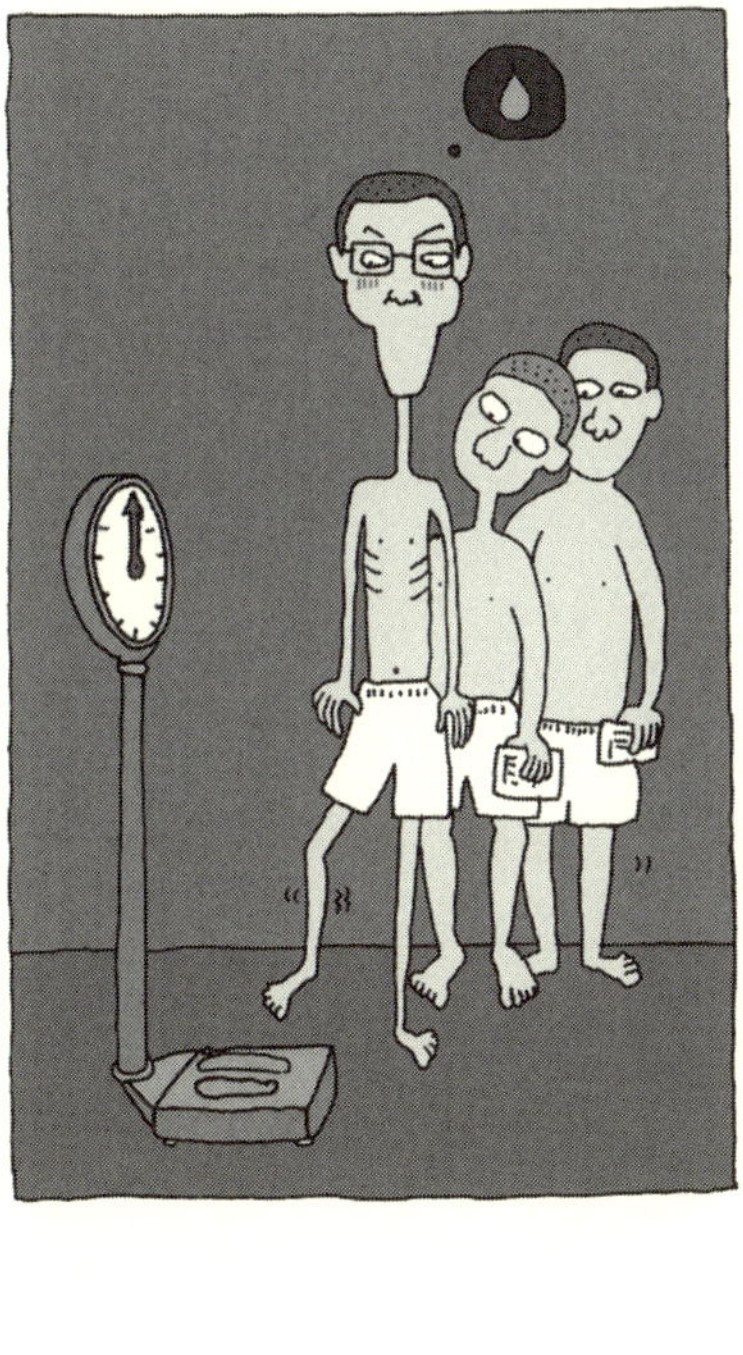

思考に加えて食事の強制によってさらに食欲をなくした。

私は背が低くて腹が出ている人がうらやましかった。

信州の冬は寒い。腹巻をしてメリヤスの下着を着てセーターを着る。その上に学生服を着て、オーバーを被れば元の肉体がどれほどのものかわからなかった。だから私は冬が好きだった。

夏になれば半袖のシャツを着なければならない。バンドの穴が遠くてズボンがずり落ちそうであった。腹は絞った雑巾の真ん中のようであった。だから夏でも腹巻をしていた。

ひょろりと伸びた腕、骨が歩いているような足。肋骨の浮き出た胸。人前で裸にならなければならない身体検査を受けるのは死ぬほどに悔しかった。

私の思春期は病的なほどに自意識過剰であったようだ。

多くの人は中年になると腹がでてくるものだが、私の腹はずっと絞った雑巾であった。今でも痩せている。

二〇一四年三月五日：病院詰所

私が患者を診に行く病院のナースの詰所に認知症の患者が二人いた。看護師たちは忙しい。手間のかかる患者は車椅子に乗せて病室から連れ出す。そして詰所内の目に見える場所で介護をするのである。

認知症になると痩せている人が多い。私を含めて痩せた老人三人が机の周りに座っていた。私は白衣を着ていなかった。

「林さん」と看護師がそのうちの一人に話しかけた。「お昼食べようか?」「食べろと言われれば、食べるし、食べるなといわれれば食べんし、どっちでもいいわ。あんたらの言うとおりにするわ」「じゃ、食べようか」

「中田さん。インスリン打った?」「話が合わん」「合わんじゃなくて聞こえないんでしょ。これから打つね」

「床屋へ行ったのね。頭カッコイイワ」。中田さんの隣に座って話しながら診察していた私をナースは患者と間違えて言った。私は前の日に床屋へ行ってきた。「ウン、行った」と私は答えた。(2014年)

年をとっても元気な人

二〇一四年九月四日（木曜日）。

朝から雨が降ったりやんだりしていた。八月から九月にかけて、大学は夏休みである。学生がいないので、構内は静かで暗い。

学生のいない雨の大学の佇まいを眺めると、自分が学生だった頃を思い出した。あの頃は日本の高度成長が始まるころで、七十歳を超えた人は少なかった。月日は巡って、当時の学生が続々と老人の仲間に入っている。かつてマイノリティであった老人は、今や普通の市民になった。

私の診てきた患者も年をとってきた。元気な患者もいるが、元気を失くしてしまった人もいる。

年をとっても元気な人には共通の性格があるのだろうか？

クリニックには夏休みはない。

八十七歳、女性‥

「私は結婚してからずっと不幸だった。あの人がいなくなってから幸せ。娘に結婚するなって言ってるの」「娘はいくつ？」「六十三歳」

年をとっても元気な人は強い自尊心をもっている。

八十四歳の女性は診察室へ入ってくると怒っていた。

「何で私が掃除や洗濯や孫の送り迎えをせにゃいかんの。まだ孫の送り迎えしてるんだよ。孫いくつだと思う？」。娘の家族と同居しているのだが、家の掃除や洗濯をやらされていると怒っているのだ。「孫はもう四十だよ。いい加減にせよって娘に言ってるんだわ」「そりゃそうだよな」と、私は相槌を打った。「親に面倒なこと押し付けると、親は喜ぶと思っとるらしいよ。子供はもう六十五だよ」「子供たちはあなたが休むと倒れると思っとるんじゃない？」「私は自転車じゃないんだから。怒れてくる。本当に！　だから私は時々年寄りのふりをするの」。

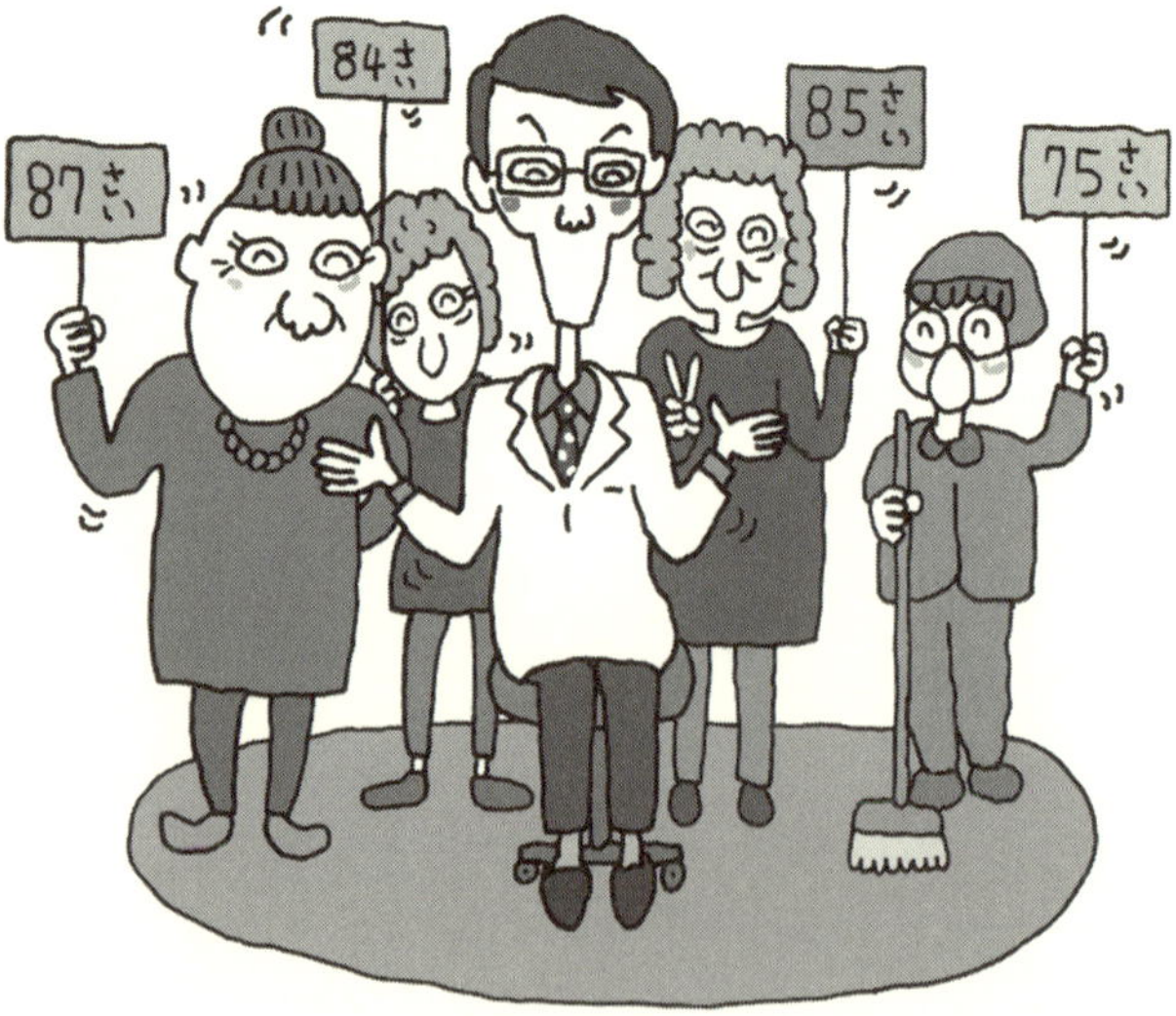
87さい
84さい
85さい
75さい

年老いても元気な人は「家族や友人との絆を重視して、生活のなかに生き甲斐を見いだしている人」とは限らない。

八十五歳、女性‥

「主人が三年前に亡くなったけど自分で生活できているのでいいの。でもこの頃、テレビを見ているときに『―だね！』って相槌を打つ人がいないのが寂しいわ。お茶と日本画が趣味なの。今は思い出を一つひとつ辿って生きているの。毎月一回先生に会ってこういうお話をするのが楽しみなの」

年老いて心穏やかに生きている人は「競争に打ち勝った人」ではなさそうだ。

七十五歳、女性‥

「私この頃、おしっこが近いんだよ。先生もそうだよね。若い看護師さんにはわからんわ、この話。先生と私にしかわからん話だわ」。人は誰かと同じ症状を共有して安心したくなるものだ。

私が黙っていると話題を変えた。「先生、ソーメン要らん？ 私、スーパーで掃除の仕事をやってるの。ソーメンたくさんもらうんだわ」「誰に？」「お客さんに。向こうから話してくるの、ナカムラサーンって」「スーパーで？」「そう、スーパーで掃除してると話しかけてくるの。私が見当たらんと、探し回るらしいわ。ナカムラサーンって声がすると、ハーイ！って答えるの」「その人がもらったお中元を持ってくるわけか」「だから先生、ソーメン要らない」「その人は、どういう人なの？」「身なりはきちんとしてるし、シャキシャキ歩いてるよ。ポルシェに乗ってくるんだよ。会社の社長やっとったらしいよ。駐車場とかいっぱい持ってるんだって」「何歳なのその人？」「九十二歳らしいわ。一日に二回も来る日もあるよ」「その人家族はいるの？」「知らない」「愛されているんだよ、あなたは」「そうかね？」「結婚してくれって言われたらどうする？」「断る！」「何で？」「介護しなきゃならんから。下の世話もしにゃいかんし」

年老いて元気な人は「ただ恐ろしく適応力に富んだ人」たちである。（2014年）

ストレスと糖尿病

大学の構内にある桜が満開である。古い学生たちが巣立って新しい学生が入ってくる。若者たちが入れ替わる。

私は学園の片隅のクリニックで古くからの患者たちと会っている。古い彼らは入れ替わらない。長いお付き合いが続く。

「女房が早く死ねっていうんですよ」と八十二歳になる森さんが言った。この頃、彼は私の前に座ると毎回同じことを言う。

私の外来に通うようになってから三十年を超える。糖尿病である。長年の罹患にもかかわらず合併症は出現していない。視力も聴力も衰えていない。同じ時代を生きてきたので、彼は私の辿ってきた人生にも詳しい。

三十年前、私は港の近くの診療所に半日勤務していた。

それまでは山崎豊子の書いた小説の『白い巨塔』などによって医学部教授は多くの副収入が入る職業だと思われていた。私もそう思って教授になった。

しかし、私が教授になった頃から医学部教授の持っていたさまざまな特権がジャーナリズムで騒がれるようになって、次々と剥奪されていった。

副収入の入らない教授の給料はわずかなものだった。自分の小遣いを稼ぐためにアルバイトに行かなければならなかった。

森さんとはその頃からのお付き合いである。

彼が会社勤めをしていた頃はストレスが多かったようだった。頑固な性格であったので妻との間のトラブルも絶えなかった。

ストレスのためか、糖尿病のコントロールはよくなかった。

十九世紀までは糖尿病の原因は脳にあるのではないかと考えられていた。夫婦の離別、離婚などのストレスによって糖尿病が発症したとする症例が多数報告されていたからであった。犬の脳に針を刺すと尿糖が出現するといった実験結果も糖尿病の発症に脳がかかわっているという説を裏づけていた。しかし二十世紀の初頭に糖尿病はインスリンの作用不足による病気であることがわかった。それからはこの学説を唱える人はいなくなった。

しかし今でもストレスが引き金になって糖尿病が発症する例は多い。

また夫婦の間のトラブルが糖尿病を悪化させることには変わりはない。

森さんが定年になって妻と二人だけでの生活が二十年続いている。最近の森さんの糖尿病は安定しているから、彼が言うほどに妻との関係が悪いわけではないらしい。

「妻が言うんですよ。あなたが死んで、しばらくは、しょぼんとしていると思うけど、その後はルンルンよって。死んだら食卓を半分にするって。平均寿命が過ぎると皆そうですよ」

そしてニコニコして私に向かって言った。「先生もそう言われるようになりますよ」

（２０１５年）

年をとるとなぜ年齢が不明となるのか？

Ｙさんは娘と一緒に来る。八十六歳の男性である。「小学校の先生をしていたんだわ」と娘が説明してくれた。「しょっちゅう同窓会がある」と本人は嬉しそうである。「教え子は何歳？」と私が訊くと「もう七十歳過ぎているよ。教え子か先生かわからんようになっちゃったそうよ」と娘が答えた。教え子には寝たきりになっておむつをしている人もいるという。

私の次男の孫は二歳と六歳である。二歳はおむつをしている。二人が喧嘩をすると二歳は六歳には叶わない。しかし弟は互角であると思っている。おむつをハンディと思わないのがおかしい。

この年頃には一歳刻みで年齢相応の体力と知力の標準が存在して一歳の違いは超え

ることはできない。歩くようになる年や、離乳する時期やおむつを外す時期は、どの赤ちゃんもほぼ同じ年齢でやってくる。生理的年齢と暦年齢が同じである。

人は生まれると小学校の先生が子供を遠足に引率するように歩調を合わせて段階を踏んで成長してゆく。

長男の孫は十歳と十三歳である。この年代になると体力では弟が姉を上回ることもある。しかし知力では姉にはかなわない。どちらが年上か一目瞭然で、誰が見ても姉か弟の区別はできる。

しかし、二歳と五歳ほどの差はない。

遺伝子は乳歯が抜ける時期や初潮を迎える年代などは手綱を絞ってメリハリをつけているが、次第に手を抜き始めて成長を個人に任せるようになる。

更に年齢を重ねるに従いメリハリが少なくなってゆく。四十歳か四十五歳ごろになると、どちらが姉でどちらが弟かわからなくなる。

年齢が増えるに従い年齢の境界が不明瞭になる。

年をとっても若く見える人もいるし、若くても老人のような人もいる。生理的年齢と歴年齢が乖離するようになる。

なぜに年をとると年齢が不明になるのだろうか？

老化に関する学説の中にプログラム欠如説と言われる説がある。

人の成長は生殖期までプログラムされているが、ある時期を過ぎると個体を維持するためのプログラムがなくなるという学説である。

すなわち発生期―成長期―生殖期はプログラムされているが、女性でいえばプログラムされているのは閉経までで、それ以降はプログラムされていないというのである。プログラムがなくなるから老化が生じるのだと考える。

この説では個体は遺伝子の単なる乗り物とみるので「固体乗り物説」などとも言われている。

ずいぶんと冷たい説のように思われるが、考えようによっては老人は遺伝子から解放されて自由になるのだとも言える。老人は真の自由を獲得するのである。

若い頃には歴然としていた年齢差が次第に曖昧になってゆくことを説明するにはわかりやすい説である。

老化がプログラムされていないのであれば人の最大寿命はさらに延びる可能性がある。

Yさんは八十三歳である。

「おかげさんで元気です。三日に一度は若い人と一緒にジョギングしています。ゴルフは月に三回コースにでています」。スポーツ万能である。シニアサッカーの試合にも出ている。最年長選手であるという。最近尿が漏れるようになったのでおむつをしている。「まさかおむつをしながらゴルフをやることになるとは思わなかった」と言っている。

八十代になるとゴルフをするほど元気な人もいるし、おむつをつけて寝たきりの人もいる。そしておむつをつけながらゴルフをする人もいるのである。（2015年）

2分の1拍子

病院へ二カ月近く入院して、退院後に大学へ出かけた。私の研究室は研究棟の七階にある。一階には受付があり、長年の馴染みの女子事務員がいた。「先生！　お久しぶりです。お体は大丈夫ですか？」

私は真面目な顔をして訊ねた。「つかぬことをおうかがいしますが、私の研究室は何階でしたでしょうか？」。「先生！　七階ですよ、七階！」と言って、左手の指を五本と右手の指の二本を私の目の前にかざして教えてくれた。

私は大学付属のクリニックで患者を診ていた。そのクリニックへも久しぶりに顔を出した。

精神科の外来はいつも忙しいのだが、その日は暇そうであった。

私はノックして診察室へ入っていった。そこで「つかぬことをうかがいますが、私の研究室はどこでしたっけ？」と言った。

事務職員も精神科の先生もどっちも、「井口先生が、自分の研究室の所在がわからなくなった」と一瞬思ったらしい。

人の会話は連続するか、一拍子休みのテンポで続くのが普通である。しかし二人とも半拍子遅れて言った。そのテンポの遅れは動物的な反射にかかる時間でその人の心の真実を表している。

女子事務員：「やだ先生、いよいよダメかと思っちゃった」

精神科医師：「先生、突然変なこと言わないでくださいよ。本当かと思っちゃった」

どちらもハンパク遅れであった。

七十歳になる前に自動車の高齢者講習会を受けろと、役所から通知が来た。

その講習会を受けないと免許証がもらえないらしい。そこでは私が認知症であるかどうかテストを受けることになる。

「ここはどこですか？」と聞かれた時に、「どこでしょう」と冗談を言うと、認知症

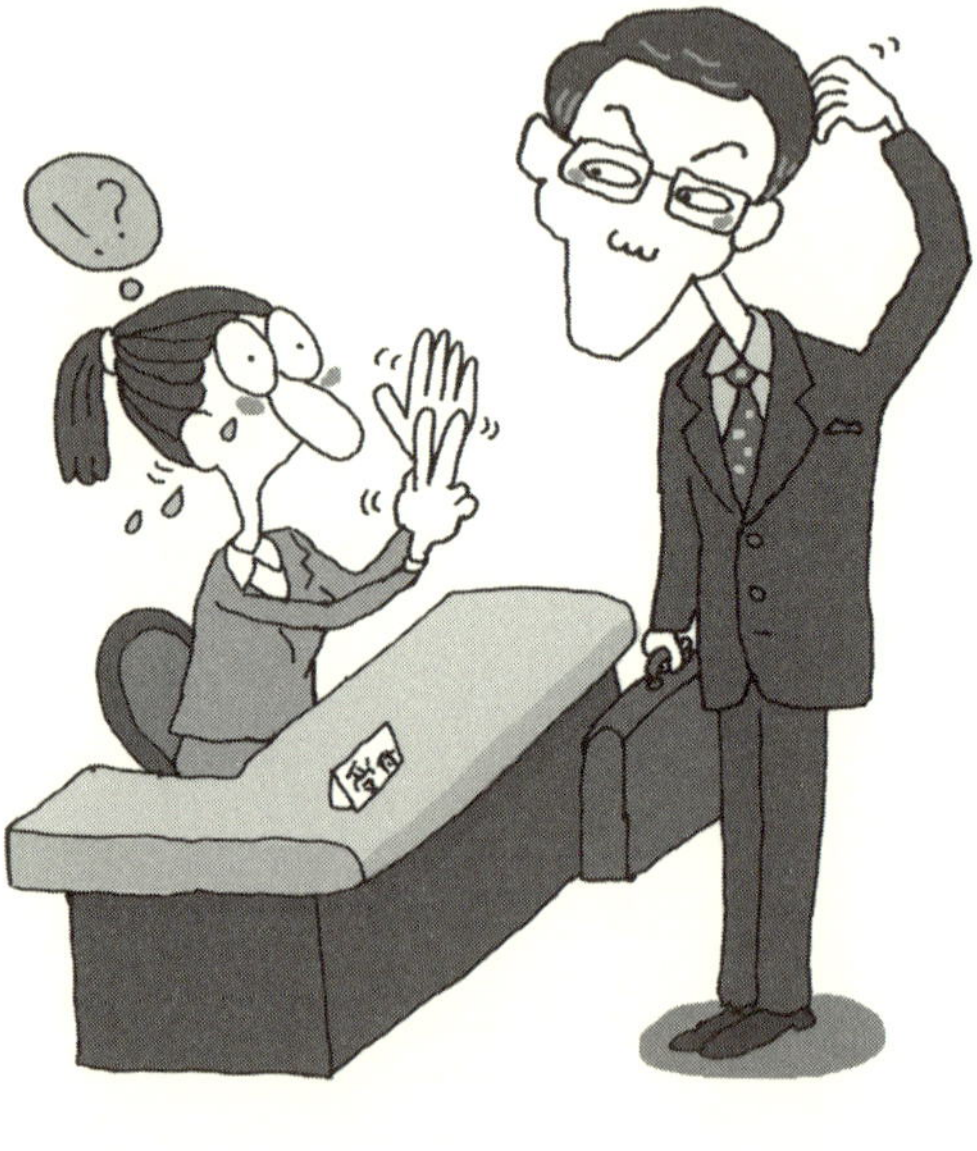

にされてしまうらしい。

「100－7は？」と、聞かれて考え込むふりをすると「そろそろ始まったか」と推測されて備考欄に何か書かれるかもしれない。

そういう年齢になったらしい。

高齢者とは他人事だと思っていたが、自分のことになってきた。

高齢者を話題に載せて生活してきたが、今後は私の方が老年医療をやっている医者の飯の種になる運命だ。

世間は私のことを老人と思っているらしいことに気がつくと、服装に無頓着になった。いつもはクリーニングに出していたのだが、その日はしわしわのワイシャツを着て出勤してみた。気持ちがよれよれになり、みすぼらしい老人になった気分になって、声もしわがれてきた。世間の目に自分を合わせると、しみじみと惨めになるようだ。

今後は服装をシャキっとして、皺のないワイシャツを着て、「つかぬことをうかがいますが？」を続けることにしよう。（2013年）

あとがきにかえて

夕方の六時から開催される予定の会議が東京であった。私はその日、桑名の病院で、診療を終えたのは正午であった。そのまま東京へ直行すると、会議の開始時間より三時間も早く会場へ着いてしまうことになる。

そこで私は桑名から東京へ、ゆっくりと時間をかけて向かうことにした。

桑名駅の商店街で昼食を食べた。長年にわたり桑名へ通ってきていたが、桑名駅に隣接して食堂街があることを知らなかった。うどん屋、蕎麦屋などの古風な看板が並んでいた。そば屋で天ぷら蕎麦を注文した。店内には私の他は老夫婦が一組いるだけであった。

私は国立大学で十四年間教授をやっていた。最後の七年間は副院長や病院長を務めていた。国立大学を定年になり、私学に移ってからも何かしら責任ある立場に立たされていた。

いつでも、どこにいるか、所在を明らかにしておかなければならなかった。病院長の頃は携帯電話の呼び出し音におびえていた。医療事故が発生した、電子カルテのシステムが作動しなくなった、などの情報がミサイルが発射されるように届き、そのたびに携帯電話が震えた。人工衛星から眺めているように、いつも誰かに監視されているように感じていた。昨年の春から私は管理職から解放された。

今、私が桑名で蕎麦を食べていることを誰も知らない。

ゆっくりと昼食を食べた後、桑名駅へ行った。

六月の雨のホームに人影はなかった。ぼんやりと列車を待った。何もせずに無為な時間を過ごすことに不安はなかった。老いとはうつらうつらとした時のうつろいに身を任せることだ。

私は飯田線沿いの田舎で育った。幼い頃も時間は余るほどあったが時が経てばいいことがあった。春には遠足があり夏の終わりにはお盆があった。秋にはお祭りがあって冬には楽しいお正月が待っていた。

十代の終わりから二十代初めにかけての大学生の頃、私は退屈であった。時間はあるのだが、何をしても身が入らなかった。「生きるとは？」という難題に取り付かれていた。本を読み哲学書も読んだが、とりとめのない思考の行きつく先は見えてこなかった。その時の苦悩に対する答えは得られずにそのままになっていた。

ゆらゆらと現れた鈍行列車に乗って桑名駅から名古屋駅へ着いた。

名古屋駅では何かに追われているように人々が急ぎ足で歩いていた。

二十代の前半を過ぎた頃から、私は忙しくなり退屈とは無縁になった。青春時代の苦悩は忙しさにまぎれて忘れていた。

名古屋から乗った新幹線は会議の二時間前に東京駅に着いた。

駅のカフェに入ってぼんやりしていると、青春時代の忘れてしまっていた宿題が蘇ってきた。

この本には幼児期から老年期に至るまでの私の人生の一部を載せた。

「毎日新聞」の毎月の連載や年十回発行される「あじくりげ」に載った記事、それに名古屋大学医学部学友会時報にも隔月の連載をしているが、それらに掲載されたものに手を加えて編集したものである。

二〇一五年九月

［著者略歴］
井口昭久（いぐち・あきひさ）
1970年、名古屋大学医学部卒業後、名古屋大学医学部第三内科入局。愛知医科大学講師などを経て、78年、ニューヨーク医科大学留学。93年、名古屋大学医学部老年科教授。名古屋大学医学部附属病院長をへて、現在、愛知淑徳大学健康医療科学部教授
おもな編著書に『ちょっとしみじみ悩みつきない医者人生』『鈍行列車に乗って』『やがて可笑しき老年期』（以上、風媒社）、『これからの老年学――サイエンスから介護まで』（名古屋大学出版会）などがある。

カバー・本文イラスト／茶畑和也
装幀／三矢千穂

〈老い〉のかたわらで――ドクター井口のほのぼの人生

2015年11月5日　第1刷発行　（定価はカバーに表示してあります）

著　者　　井口　昭久
発行者　　山口　章

発行所　名古屋市中区上前津2-9-14　久野ビル
電話 052-331-0008　FAX052-331-0512
振替 00880-5-5616 http://www.fubaisha.com/
風媒社

乱丁・落丁本はお取り替えいたします。　＊印刷・製本／シナノパブリッシングプレス
ISBN978-4-8331-3169-8